글로벌 임상시험 성공하기

글로벌 임상시험 성공하기

펴낸날 | 2020년 7월 30일 초판 1쇄
2023년 2월 20일 초판 2쇄
지은이 | 김재명 · 임은실
만들어 펴낸이 | 정우진 강진영 신혜진
펴낸곳 | 서울시 마포구 토정로 222 한국출판콘텐츠센터 420호
편집부 | (02) 3272-8863
영업부 | (02) 3272-8865
팩 스 | (02) 717-7725
홈페이지 | www.bullsbook.co.kr
이메일 | bullsbook@hanmail.net
등 록 | 제22-243호(2000년 9월 18일)

황소걸음
아카데미
Slow & Steady

ISBN 979-11-86821-47-3 93510

교재 검토용 도서의 증정을 원하시는 교수님은
출판사 홈페이지에 글을 남겨 주시면 검토 후 책을 보내드리겠습니다.

이 도서의 국립중앙도서관 출판예정도서목록(CIP)은 서지정보유통지원시스템 홈페이지(http://seoji.nl.go.kr)와 국가자료종합목록 구축시스템(http://kolis-net.nl.go.kr)에서 이용하실 수 있습니다. (CIP제어번호: CIP2020028670)

성공적인 FDA 신약허가를 위한
Step by Step 가이드

글로벌 임상시험 성공하기

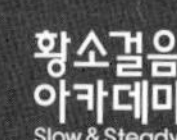

머리말

우리가 일상생활에서 사용하는 의약품과 의료기기는 그 효능을 입증하기 위한 엄격한 시험 절차인 임상시험을 거쳐 시판허가를 받는다. 하지만 대부분의 사람들에게 그리고 상당수 신약개발 연구자에게조차도 임상시험은 낯설고 생소한 분야일 것이다.

이 책은 임상시험을 처음 배우는 학생들, 다른 분야에서 일하다 임상시험에 새롭게 발을 들여놓으려는 의료인들, 제약·바이오 회사에서 일하는 연구자들, 그리고 바이오 헬스 분야의 투자자들이 쉽게 임상시험을 이해하고 현실에서 벌어지는 여러 이슈들에 쉽게 적용할 수 있도록 썼다.

최근 바이오 헬스케어 산업에서 주도권을 갖기 위한 기업 간·국가 간 경쟁이 매우 치열해지고 있는 가운데 우리 정부도 관련 산업에 대해 전략적 지원을 발표하였다. IT 산업과 함께 전 세계적으로 가장 큰 성장률을 보이는 바이오 헬스케어 산업을 장래 우리나라의 '먹거리'로 선정하여 신약개발의 전주기(Life-cycle)에 대해 기업과 대학 그리고 정부가 함께 협업하고 대규모 투자를 결정한 것은 바람직하다 할 것이다.

신약개발 초기에 실험실에서 진행되는 연구개발 및 원천기술 확보의 중요성은 더 강조할 필요도 없지만, 소요되는 시간적·금전적 비중

만을 단순히 고려해도 신약개발 전체 과정에서 임상시험이 차지하는 위치는 절대적이다. 개발된 후보물질의 효능과 안전성을 검증하는 임상시험을 위한 관련 인프라 구축 및 전문가 집단의 육성이 중요한 이유이다.

신약개발에 참여하는 전문가 그룹에게 꼭 필요한 임상시험의 기본 개념부터, 다국가 임상시험에 참여하는 핵심 그룹의 역할과 주요 업무, 글로벌 임상시험을 실제로 수행하는 CRO 선정 및 관리 방법, 임상시험을 계획하고 운영하는 단계별 절차, 그리고 FDA의 IND · NDA 허가 과정까지 가급적 쉬운 예와 말로 풀어 쓰고, 어려운 통계적인 내용은 최소화하였다.

1장에서는 독자들의 기본적인 이해를 돕기 위해 임상시험의 역사와 조건, 전체적인 의약품 개발 과정을 살펴본다. 전통적인 임상시험의 단계별 구분(1/2/3/4 상)에 따라 그 목적과 특징 등을 소개한다.

2장에서는 임상시험에 참여하는 기관, 연구자 · 전문가 그룹, 각종 위원회 등의 기능과 역할에 대해 짚어본다. 함께 일할 다른 부서나 기관 연구자들의 역할과 업무에 대한 이해도가 높아진다면 본인의 업무 능력과 함께 담당하는 프로젝트 성공 가능성도 함께 높아질 것이다.

3장에서는 임상시험 계획서(Protocol)에 담기는 시험 디자인 구성 요소들에 대해 간략히 살펴본다. 추상적 연구 목적을 분석 가능한 종결점으로 구체화하는 과정에서 따라야 할 임상시험 디자인의 기본 원칙과 구성 요소들을 이해하자.

4장과 5장에서는 임상시험 수탁기관(CRO)을 어떻게 선정하고 관리하는지, 그리고 임상시험을 계획하고 운영하는 과정에서 각 시기별로 관리해야 하는 핵심적 사항들이 무엇인지 소개한다. 만약 임상시험을 준비하고 있는 바이오 산업 종사자이거나 임상시험에 첫발을 내딛는 학생이라면 이 부분이 가장 많은 도움이 될 것이라 생각한다. 특히 필자는 글로벌 CRO를 통해 임상시험을 수행한다 하더라도 의뢰자의 적극적인 관리가 중요하다는 점을 강조할 것이다.

마지막 6장에서는 미국에서 임상시험을 시작하고, 판매허가를 받기 위한 승인 절차와 제출자료, 각종 FDA 사전상담제도, 신속개발 및 심사제도에 대해 살펴본다. 신약개발을 어떤 승인 절차의 방향으로 진행할 것인지(Regulatory Pathway)는 임상시험 계획 초기에 결정해야 하는 매우 중요한 사안이다.

2000년대 초반 다니던 한국 기업을 뒤로 하고 미국에서 임상시험이라는 낯선 영역으로 발을 들여놓았을 때, 한국 수출 산업은 기술에 앞선 일본과 저가 공세를 펼치는 중국 사이에서 '샌드위치' 신세였다. IMF 이후 졸업을 앞둔 대학생들은 일자리를 찾지 못해 어려움을 겪고, 한때는 수출 역군이라 불리던 많은 사람들이 거리로 내몰리기도 했다. 많은 기업들이 원가 경쟁력을 확보하기 위해 생산 시설을 중국과 동남아로 이전하는 현실과, 좋은 품질과 착한 가격을 무기로 하던 '수출 한국'의 위상이 삐걱거림을 안타깝게 바라볼 수밖에 없었다.

몇 년 후 글로벌 제약산업 동향을 모니터링하던 중에 필자가 근무했던 당시 최고의 한국 기업과 제네릭 의약품에 강점을 가지고 있던 이스라엘 제약회사 테바(Teva Pharmaceuticals)의 매출 동향과 이익 규모를 비교할 기회가 있었다. 테바가 십분의 일에 가까운 작은 매출 규모를 가지고 있었음에도 불구하고, 아쉽게도 두 기업이 비슷한 수준의 이익 규모를 누리고 있었다. 두 기업이 속해 있는 산업군의 차이로 발생하는 이익률의 격차를 뼈아프게 느끼기도 했지만, 다른 한편으로는 헬스케어 산업을 통해 또 다른 '수출 한국'으로 도약할 수 있는 기회를 찾게 되는 계기가 되었다.

그 후로도 미국 임상시험 관련 전문학회에서 한국 연구자를 만나는 것이 쉽지 않은 시절이 계속 되었지만, 2010년 미국 국립보건연구원(National Institutes of Health, NIH)의 글로벌 다기관 임상시험*의 한국 진출을 제안하며 마침내 한국 연구자들과의 인연이 시작되었다.

몇 년 후 글로벌 CRO에서 일하던 중 한국 바이오 기업의 프로젝트를 우연히 맡게 되면서 미국에서 임상시험을 수행할 정도로 성장한 한국 바이오 산업의 모습에 놀라게 되었다. 하지만 한국 의뢰자의 입장에서는 기업의 생존을 좌우할 막대한 자금을 들여 시작한 임상시험을 제대로 관리 감독하지 못해, CRO의 다른 프로젝트나 업무 우선순위에서 밀려나는 모습에 안타까움을 동시에 느끼기도 하였다. 이와는 달리 미국의 바이오 기업들은 CRO에게 모든 것을 맡겼다 하더라도 임상시험에 필수적인 인원을 직간접적으로 고용하여 임상시험의 진행 상황을 확인하고 CRO 업무를 가까이에서 감독한다.

다른 회사로 이직한 몇 년 후 결국 해당 임상시험은 여러 가지 문제

---

* Antihypertensive Treatment of Acute Cerebral Hemorrhage-II (ATACH-II), ClinicalTrials.gov Identifier: NCT01176565. 우리나라가 참여한 최초의 NIINDS(National Institute of Neurological Disorders and Stroke, Brain and nervous system 연구를 수행하는 NIH 기관) 펀딩 스터디였다.

로 실패했다는 뉴스 기사를 접하게 되었다. 이런 계기를 통해 한국 바이오 산업에 더 많은 관심을 갖게 되었고, 여러 자문 활동을 통해 많은 한국 바이오 기업들이 아직 임상시험의 운영과 관리를 미지의 세계이자 먼 나라 이야기로 이해하고 있음을 알게 되었다. 그런 안타까움이 이 책을 쓰게 된 가장 큰 이유 중의 하나일 것이다.

2020년은 K-바이오가 높이 도약하는 한 해가 될 듯하다. 2019년 말 SK바이오팜이 우리나라 최초로 임상시험의 전 과정을 마치고 미국 식품의약품청(US FDA)의 판매 허가를 획득함을 시작으로, 코로나 바이러스 감염증-19를 모범적으로 극복하고 있는 우리나라와 K-바이오의 모습에 자랑스러움을 느낀다.

오랫동안 기다려주며 편집과 디자인을 해주신 황소걸음 여러분과 신혜진 님께 감사드리고, 특히 처음부터 끝까지 사려 깊게 읽고 비평해 주신 김종철 박사님께 진심으로 감사드린다.

이 책이 유망한 신약 후보를 갖고 있지만, 아직은 낯선 글로벌 임상시험의 계획 · 운영 · 관리라는 성장통을 넘어서려는 한국 바이오 기업과, 신약개발의 길로 나아가려는 학생들에게 임상시험에 대한 이해를 넓히는 데 조금이라도 보탬이 되면 좋겠다. 어느 때보다도 경제적, 지리적으로 좁아진 세상에서 한국 바이오 기업들이 글로벌 임상시험을 수행하고 '혁신신약(First in class)'을 내놓는 날을 고대해 본다.

K-바이오의 건투를 빈다!

미국 노스캐롤라이나에서

김재명, 임은실 드림

차례

• 머리말 4

1장 임상시험이란 무엇인가? 15

신약개발은 현대판 연금술인가? 18
그럼에도 신약개발에 도전하는 이유는 무엇일까? 19
임상시험의 역사 23
임상시험의 조건 25
의약품 개발의 단계 28

신약 후보물질 탐색(Discovery) 단계 • 28
전임상연구(Preclinical Development/Study) • 30
1상 임상시험(Phase I Clinical Trial) • 31
2상 임상시험(Phase II Clinical Trial) • 33
3상 임상시험(Phase III Clinical Trial) • 40
4상 임상시험(Phase IV Clinical Trial) • 42
새로운 방식의 임상시험 단계 구분 • 45

2장 임상시험 참여자들과 그 역할 47

임상시험의 핵심적 참여자 그룹 50

임상시험 의뢰자(Sponsor) • 50
대표 책임연구자(Protocol Principal Investigator) • 51
프로젝트 매니저(Project Manager, PM) • 52
임상시험 모니터(Clinical Research Associate) • 55
임상통계 전문가(Biostatistician) • 59
데이터 관리자(Data Manager) • 62
임상시험용 의약품 관리자(Investigational Product Manager) • 66
규제과학 전문가(Regulatory Affairs Manager) • 68
EDC(Electronic Data Capture, 전자데이터 수집)-CTMS(Clinical Trial Management System, 임상시험 관리 시스템) 시스템 개발자 • 70
메디컬 라이터(Medical Writer) • 75

임상시험 실시기관(Clinical Site, 사이트) 연구자 그룹 76

사이트 책임 연구자(Site Principal Investigator) • 77
담당 연구자(Sub-Investigator) • 77
임상연구 코디네이터(Clinical Research Coordinator, CRC) • 77
병원 연구약사(Site Research Pharmacist) • 78
규제 코디네이터(Regulatory Coordinator) • 78

임상시험 대상자(Study Subject/Participant) 78

임상시험 관련 기관 및 위원회 79

규제기관(Regulatory Agency) • 79
기관 감사위원회(Institutional Review Board, Independent Ethics Committee) • 79
임상시험 운영위원회(Trial Executive Committee) • 83
과학적 자문위원회(Scientific Advisory Board, Scientific Review Board) • 83
독립적 데이터 모니터링 위원회(Independent Data Monitoring Committee, IDMC) • 83
주요 종결점 판정 위원회(Endpoint Adjudication Committee) • 84

3장 임상시험 디자인에 대한 이해 87

임상시험 디자인의 기본 원칙 92
임상시험 디자인의 구성 요소 93
연구 목적 및 종결점(Study objectives and Endpoints) • 94
연구 디자인 • 97
시험대상자 등록 및 철회 • 99
통계적 고려사항 • 101
데이터 관리 및 보호 • 104
임상시험 유의성 판단: 임상적 유의성과 통계적 유의성 106

4장 임상시험 수탁기관의 선정과 관리 113

임상시험 수탁기관(CRO) 선정 제대로 하기 116
1단계: CRO Pre-screening - 누구에게 임상시험을 맡길 것인지, 그 후보군을 간추리자 • 116
2단계: RFP(Request for Proposal) - 최대한 공들여 구체적으로 작성하라 • 118
3단계: Proposal Q&A - 충분히, 서슴없이 질문하라 • 120
4단계: Scoring - 무엇을 기준으로 CRO를 평가할 것인가 • 121
5단계: Bid Defense Meeting - 최종 후보로 선정된 CRO의 실제 팀원들과의 만남 • 131
6단계: Detailed Documentation - 계약 전에 철저한 문서화 • 133
7단계: Contract - 마침내 임상시험의 가장 중요한 파트너를 결정하였다 • 133
임상시험 수탁기관(CRO)의 관리 134
CRO 부서별 업무를 주기적으로 확인하자 • 134
임상시험 수행을 위한 핵심 인력을 확보하자 • 138

5장 임상시험의 운영과 관리 139

개념 정립 단계 143

계획 수립 및 준비 단계 143

임상시험 개시 6개월 전 • 144

임상시험 개시 5개월 전 • 145

임상시험 개시 4개월 전 • 146

임상시험 개시 3개월 전 • 147

임상시험 개시 2개월 전 • 150

임상시험 개시 1개월 전 • 152

임상시험 실행 단계 154

임상시험 실행 관리(Trial Operation Management) • 155

임상시험 데이터 관리(Data Management) • 158

임상 모니터링(Clinical Monitroing) • 164

임상 점검(Clinical Audit) • 170

임상시험 종료 분석 단계 171

6장 임상시험 어떻게 승인받을까? 173

임상시험에 대한 정부 기관의 규제 필요성 176

생명과 건강을 담보로 하는 임상시험으로부터 우리를 보호하라 • 176

이미 허가된 약품의 숨겨진 부작용으로부터 우리를 보호하라 • 176

각 나라별 임상시험 규제기관 • 178

임상시험 계획 승인신청(Investigational New Drug, IND) 183

임상시험 계획 승인신청(IND)이란 무엇인가 • 183

임상시험 계획 승인신청(IND) 제출자료 • 184

임상시험 계획 승인신청(IND) 심사팀 • 193

임상시험 계획 승인신청(IND) 승인 절차 • 195

임상시험 계획 승인신청(IND) 개시승인 이후 보고의무 • 195

신약허가신청(New Drug Application, NDA) 197

신약허가신청(NDA)이란 무엇인가? • 197

신약허가신청(NDA) 제출자료 • 198

신약허가신청(NDA) 심사과정 • 200

신약허가신청(NDA) 승인 절차 • 202

FDA 사전상담제도(Meetings with FDA) 203

A형 미팅(Type A Meeting) • 204

B형 미팅(Type B Meeting) • 205

B형 EOP 미팅(Type B EOP Meeting) • 207

C형 미팅(Type C Meeting) • 208

FDA 신속개발 및 심사제도 212

패스트트랙(Fast Track) • 213

혁신치료제(Breakthrough Therapy) • 214

가속허가(Accelerated Approval) • 215

우선심사(Priority Review) • 216

희귀의약품 지정(Orphan Drug Designation) • 218

• 맺음말 222

• 주석 226

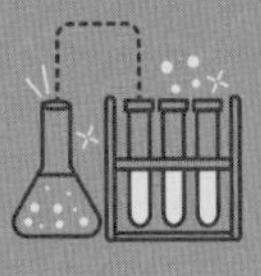

1장

임상시험이란 무엇인가?

임상시험(Clinical Trial)이란 일군의 병증을 예방, 진단 또는 치료하는 기존의 수단(Standard of care, 표준치료법)보다 '더 좋은' 방법을 찾는 임상 연구 과정을 말한다. 그 '더 좋은' 방법에는 합성·바이오·천연물 의약품을 포함한 약물, 의료기기 또는 치료법 등이 전통적으로 포함된다. 새롭게 등장하는 웨어러블 스마트 기기나 재활, 다이어트 운동방법 등도 그 대상이 될 수 있다.

글로벌 제약산업 분석업체인 이벨류에이트파마(EvaluatePharma)의 리포트[1]에 따르면 전 세계 제약회사 및 바이오텍 회사(Biotech Company)들의 신약 연구개발 총투자액이 2022년 기준 274조 원($238 Billion)에 이르렀고, 이는 평균적으로 제약회사 총매출액 중 20% 이상을 연구개발에 재투자하고 있다는 의미이다. 이 리포트는 2028년경에는 연구개발 비용이 323조 원($285 Billion)에 이를 것이라 예상하고 있고, 이런 연구개발 비용의 규모는 2022년 우리나라 정부 총지출예산(608조 원)의 절반에 이르는 금액이다.

신약개발은 현대판 연금술인가?

신약개발 과정은 마치 일확천금을 바라던 중세의 연금술이나 미국 서부 개척시대와 같이 꿈꾸는 사람들만의 영역처럼 보이기도 한다. 매년 거대한 비용이 투자되고 다양한 분야의 최고 전문가 집단이 모여 연구개발을 진행하지만, 매우 낮은 성공률로 인해 성공보다는 실패의 소식을 더 많이 접할 수밖에 없기 때문일 것이다.

가령, 제약회사에서 연구를 시작한 10,000개의 신약 후보물질(Compound)이 있다고 가정하면, 이 중에 임상시험의 단계로 넘어가는 후보물질은 단 80개(0.8%) 정도이다. 그 80개의 후보물질 중에 약 10% 정도인 8개의 후보물질만이 임상시험을 거쳐 최종적으로 신약허가를 받는다.[2] 임상시험의 낮은 성공률에 더하여, 제약회사는 평균 12년 정도의 긴 연구개발 기간으로 인해 투자 비용을 회수할 수 있는 충분한 시간을 보장받지 못하는 경우가 많다. 20년으로 한정된 제약 특허권 기간 중에 평균 12년의 개발 기간 후에 남는 독점 판매 기간은 8년 정도이고, 이 기간 동안 허가된 약품 8개 중 1개 정도만이 신약개발에 투자된 총비용을 넘어서는 이익(Positive ROI)을 제약회사에 되돌려준다. 결국 10,000개의 신약 후보물질로부터 시작하여 수익을 창출하는 한 개의 신약이 되기까지의 성공률은 평균 0.01% 정도이다.

개발 단계	시작건수(Case)	완료건수(Case)	성공률(%)
전임상 단계(Bench to Translational)	10,000	80	0.8
1상 임상시험(Phase I)	80	50	63
2상 임상시험(Phase II)	50	15	30
3상 임상시험(Phase III)	15	9	58
FDA 허가(FDA Approval)	9	8	85
투자수익 달성(Positive ROI)	8	1	13

Clinical Development Success Rates 2006 - 2015, Biotechnology Innovation Organization

그럼에도 신약개발에 도전하는 이유는 무엇일까?

신약개발은 실험실에서 시작하여 소비자의 손에 이르기까지, 십여 년의 기간 동안 '확률(Probability)'로 보여지는 희망의 길을 따라가는 여정이다. 그 길의 끝에는 회사의 존립을 위협하는 치명적 위기가 있을 수도 있지만, 0.01%의 낮은 확률을 극복하여 일궈낸 빛나는 성취가 있을 수 있기 때문이다.

2016년에 발표된 한 연구에 따르면 한 개의 성공적인 신약개발을 위해 소요된 비용이 평균 2조 9450억 원($2.56 Billion)에 이른다.[3] 이것은 더 복잡하고 거대해진 임상연구 과정으로 인한 비용 증가와 함께, 성공한 신약개발에 소요된 비용에 더하여 그간 실패한 신약개발 과정에서 누적된 총비용 때문이다.

2018년에 보고된 대표적 신약개발 실패 사례로는 알츠하이머 치료제가 많았다. 점차 증가하는 노인 인구수에 따른 발병률 증가에도 불구하고 질병개선(Disease-modifying) 치료제의 부재로, 블록버스터급 신약의 탄생이 가능하기에 많은 제약회사들이 이 분야 연구에 집중하고 있다. 하지만 알츠하이머 치료제 개발의 성공은 아직 쉽지 않아 보인다. 심각한 안전성 문제가 발견된 얀센(Janssen)사의 알츠하이머 치료제 '아타베세스타트(Atabecestat)'[1)] 임상 2b상과 3상 중단, 유효성 검증에 실패한 베링거인겔하임(Boehringer Ingelheim)사의 알츠하이머 치료제 'BI 409306'[2)] 두 개의 임상 2상 중단과 머크(Merck)사의 알츠하이머 치료제 '베루베세스타트(Verubecestat)'[3)] 임상 3상 중단 등이 그 예이다. 신약개발의 실패는 수십 개의 파이프라인을 보유하고 있는 대형 제약회사들에게도 인내하기 어려운 충격을 가져올 수 있지만, 중소 규모 바이오 회사에게는 존립 자체를 위협하는 심각한 사안이라 할 수 있다. 미국 제약기업 vTv 테라퓨틱스(vTv Therapeutics)사의 알츠하이머 치료제 '아젤리라곤(Azeliragon)'[4)]의 실패는 회사 주가를 약 71% 떨어뜨렸고, 최근 우리나라에서 임상시험 실패를 보고한 바이오 회사들도 이와 유사한 경향의 주가 변동을 보여준다.[4]

신약이 발매되기 시작한 후 시장성을 확보하지 못하거나, 개발 과정 중에 발생된 시장 환경의 변화로 인해 진행 중인 임상시험을 중지하는

1) Atabecestat(성분명: JNU-54861911)
2) BI 409306(성분명: SUB 166499)
3) Verubecestat(성분명: MK-8931; MK-8931-009)
4) Azeliragon(성분명: TTP488; PF-04494700)

경우도 적지 않다. 한미약품의 첫 번째 신약, 전이성 비소세포폐암 표적 치료제 '올리타(Olita)'[5)]는 2016년 임상 2상 성공 후 우리나라의 27번째 신약으로 임상 3상 시험을 전제로 승인되었다. 하지만 투약 환자로부터 부작용(스티븐슨 존슨 증후군; Stevens-Johnson Syndrome)이 발견되고, 이에 더해 경쟁 치료제인 아스트라제네카(Astrazeneca)의 '타그리소(Tagrisso)'[6)]의 판매가 본격화되자, 올리타의 임상 3상 진행이 어려워졌고, 불투명한 시장성으로 인하여 결국 한미약품은 2018년 개발 중단을 결정했다.[5]

2010년 세계 최초의 치료용 암백신 주사제인 '프로벤지(Provenge)'[7)]를 개발한 덴드리온(Dendreon)사는 신약개발을 성공적으로 마쳤지만 1인당 10만 불에 이르는 높은 약가에 비해 상대적으로 낮은 효능, 의료보험 수가 문제와 주사제에 비해 투여가 용이한 경구용 경쟁 제품의 등장이라는 악재들이 겹치면서 시장에서 도태된다. 어려움을 극복하지 못한 덴드리온사는 결국 2014년 파산 신청을 하고 2015년 다른 제약회사에 인수되었다.[6]

이와 같이 임상시험의 중단 여부는 단순히 후보물질의 효능이나 안전성뿐만 아니라 시장 환경의 변화와 약물의 잠재적 미래 가치를 종합적으로 고려하여 결정해야 하는 전략적 선택의 문제라 할 수 있다.

하지만 성공의 열매는 훨씬 크고 달다. '비아그라(Viagra)'[8)]로 유명한

---

5) Olita(성분명: Olmutinib)
6) Tagrisso(성분명: Osimertinib)
7) Provenge(성분명: Sipuleucel-T)
8) Viagra(성분명: Sildenafil Citrate)

화이자(Pfizer)나 '보톡스(Botox)'[9])로 유명한 엘러간(Allergan)은 글로벌 히트약품 1종으로 전 세계 제약회사 탑(Top) 순위를 차지하는 영광을 맛보았다. 2019년 6월 글로벌 빅파마인 애브비(AbbVie)는 세계 1위 보톡스 업체 엘러간(Allergan)을 당시 주식시장 가격보다 45% 높은 프리미엄을 지급하여 약 73조 원($63 Billion)에 인수하였다.[7] 또한 화이자(Pfizer)의 고지혈증 치료제 '리피토(Lipitor)'는 1997년 등장 이후 지금까지 가장 상업적으로 성공한 약으로 평가받고 있다. 출시 후 20년이 넘었고, 많은 제네릭(Generic) 제품들이 출시되면서 최고 대비 5분의 1로 매출액이 줄었지만, 2018년 전 세계적으로 2조 4000억 원($2.06 Billion)의 매출을 올렸다.

이와 같이 성공과 실패의 차이가 극명하고 아주 값비싼 투자 비용을 치러야 하는 임상시험을 시작하기 전에 우리는 스스로에게 묻고 답해야 한다.

- 계획하고 있는 임상연구가 당면한 임상적 문제들을 해결해 줄 수 있는가?
- 이 과정에 참여할 시험대상자 모집이 용이하고 이들을 대상으로 임상시험의 수행이 가능한가?
- 효과와 안전성이 증명될 경우 위험대비 효과(Risk-benefit)의 측면에서 한국 식품의약품안전처(Ministry of Food and Drug Safety, MFDS)나 미국 식품의약품청(U.S. Food and Drug Administration,

9) Botox(성분명: Clostridium botulinum Toxin Type A)

FDA)과 같은 규제기관의 신약허가가 예상되는가?

- 의사, 환자와 의료보험 프로그램 등 관계자들이 제시된 투약법과 비용을 감안하여 기꺼이 신약을 사용할 것인가?
- 경쟁 약품과 시장 환경을 고려했을 때 투자된 비용을 충분히 회수하고 수익을 창출할 수 있는가?

이 모든 질문에 긍정적인 대답을 얻을 수 있다면 우리는 신약개발을 시작할 준비가 된 것이다.

임상시험의 역사

> 의사는 자신이 '아무것도 모르는' 인간에게 발병하는, '거의 알지 못하는' 질병을 고치기 위해, '조금 알고 있는' 약을 처방하는 사람이다. (Doctors are men who prescribe medicines of which they know little, to cure diseases of which they know less in human beings of whom they know nothing.)
>
> - 볼테르(Voltaire)

임상시험도 볼테르의 말처럼 '아무것도 모르는' 것에서 추론과 가설 검증을 통해 '조금 더 아는' 무엇을 찾는 과정과 유사하다. 인간의 질병은 인류의 역사와 함께 해왔고, 이를 치유하기 위해 인간들은 여러 가지 방법들을 시도해 왔다. 때로는 주술에 의존하기도 하고 미신에 가까운 치료법에 의존하기도 하였지만, 오랜 세월에 걸쳐 과학적 검증을 기반으로 하는 지금의 '현대의학'으로 발전하여 왔다.

의학과 마찬가지로 임상시험도 그 시작을 정확히 특정할 수는 없지만, 인류 역사에 있어 최초의 임상시험에 대한 기록은 성경에서 찾아 볼 수 있다(다니엘 1:3~20). 느부갓네살왕은 건강하고 총명한 남자 아이들을 대상으로 포도주와 고기를 3년 동안 주며 왕을 모실 수 있게 교육시키도록 명령한다. 환관장은 왕의 명령을 따르던 중, 그중 다니엘과 몇 명의 아이들에겐 물과 채소만 먹게 하였다. 열흘이 지난 후에 물과 채소만 먹던 아이들의 얼굴빛이 포도주와 고기만 먹던 아이들보다 더 좋고 건강해 보였다. 그 후 계속 두 그룹은 다른 음식을 먹도록 하였고, 3년 후에 다니엘 그룹만의 아이들이 왕을 모시도록 선발되었다.

현대 임상시험의 관점에서 보면, 아이들이 무작위 배정이 아닌 본인들의 희망에 따라 두 그룹으로 나뉘어졌다는 것과 최종적으로 어떤 결과를 비교할 것인지(Primary endpoint)를 사전에 설계하지 않았다는 점을 제외한다면, 두 개의 실험 그룹(대조군, 시험군)으로 나누어, 통제하여 음식을 섭취하도록 하였다는 점은 상당히 세련된 모습이었다고 볼 수 있다. 3년 후에 모든 그룹을 함께 평가하고 왕을 모시는 시종을 최종 선발하였다는 점은 현대 임상시험의 장기간에 걸친 추적검사(Long term follow-up) 과정과도 유사하다.

최초의 '설계된' 임상시험은 제임스 린드(James Lind)에 의해 1747년에 실행되었다. 콜럼버스 대항해 시대 해군 군의관이었던 제임스 린드는 2개월의 항해 후에 많은 선원들이 비타민 C 결핍에 의한 괴혈병에 시달리게 되자 12명의 괴혈병 환자를 2명씩 6개의 그룹으로 나누고, 각 그룹은 다른 숙식은 동일하게 통제한 후에 각각 사과주스, 황산, 식초, 바닷물, 연약, 오렌지와 레몬을 먹게 하였다. 다른 생활 조건을 통제한 후에 군별로 복용하는 치료약을 달리하여 대조하도록 한 최초의 설계된 임상시험은 성공적이었다. 오렌지와 레몬을 섭취한 그룹은 일주일 정도 후에 임무에 복귀할 수 있을 정도로 가장 두드러진 회복을 보였다.

성공적인 파일럿 임상시험을 수행하여 괴혈병을 퇴치할 수 있는 치료법을 알아내었지만, 제임스 린드는 안타깝게도 그 결과를 대중에게 전파하지 못했다. 만약 그가 더 많은 환자를 대상으로 가장 치료 효과가 있었던 오렌지 · 레몬 그룹과 대조 그룹으로 나눈 후 확증적 단계의(Confirmatory) 임상시험을 진행하였다면, 또는 자신의 치료법에 대한 확신을 가지고 그 결과를 대중들에게 적극적으로 알렸다면 더 많은 괴혈병 환자들을 살릴 수 있었을 것이다. 이러한 '마케팅'의 실패는 지금도 신약허가를 받은 후에 낮은 시장성이나 상품 기획의 실패로, 또는 시장 예측 오류 등 임상개발 전략의 실패로 투자된 비용조차 회수하지 못하고 사라져가는 많은 약품들에서 찾아볼 수 있다.

임상시험의 조건

넓은 의미의 임상연구(Clinical Research) 중에 임상시험(Clinical Trial)이라 불리기 위해서는 기본적으로 세 가지 조건을 만족시켜야 한다.

첫째, 인간(Human participant)을 대상으로 한 시험이어야 한다. 적응증(Indication)[10]을 갖고 있는 실제 환자나 건강한 시험대상자를 대상으

10) 의약품이나 수술 등을 통해 치료 효과가 기대되는 병이나 증상

로 진행하는 임상연구이어야 한다.

둘째, 임상적 개입(Intervention)이 시험 과정에 포함되어야 한다. 이는 약물, 진단법, 치료법, 또는 의료기와 같은 새로운 임상적 개입이 시험대상자에게 미치는 영향을 연구하는 시험 설계가 포함되어 있어야 함을 의미한다.

셋째, 전향적(Prospective) 연구이어야 한다. 후향적(Retrospective), 즉 이미 수집된 데이터를 이용해 연구하는 것이 아니라 시험 설계에 따라 임상연구 개시시점 이후에 조사되고 수집된 내용을 기반으로 진행하는 연구이어야 한다.

결론적으로 임상시험은 새로운 임상적 개입(Intervention)이 인간(Human participant)에게 미치는 영향을 전향적(Prospective)으로 연구하는 과정을 일컫는다.

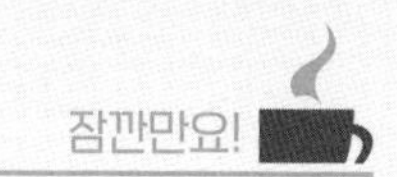

최근 한 연구팀은 유럽심장학회(European Society for Cardiology)의 학술지인 European Journal of Preventive Cardiology를 통해 커피가 심혈관 질환 예방에 도움을 준다는 연구 결과[8]를 발표하였다. 그간 커피의 긍정적 효과에 대한 여러 연구가 있었지만, 이 연구는 특정한 커피 추출 방법(필터를 통한 드립커피)이 혈중 콜레스테롤 수치를 높이지 않으면서 심혈관 질환 발병률과 그에 따른 사망률을 낮추는 효과가 있다는 것을 밝혀냈다. 커피 애호가들에게는 반가운 소식이 아닐 수 없다.

이 연구팀은 1985년부터 노르웨이 성인 50만 8747명을 대상으로 평균 20년간 추적 조사하여 각종 질환과 사망 원인이 건강 상태나 생활 습관과 어떤 연관이 있는지를 연구하였고, 그 결과 하루 1~4잔의 여과된 커피를 마신 그룹의 심혈관 질환 발병률이 여과되지 않은 커피(에스프레소 등)를 마신 그룹이나 커피를 마시지 않은 그룹보다 더 낮다는 사실을 밝혀냈다.

유사한 형태의 연구로 ARIC[11] 스터디는 1987년부터 미국 성인 4,000명을 대상으로 심혈관 질환에 영향을 미치는 의학적, 사회경제적, 인구학적 또는 기타 환경적 요인을 30년 넘게 장기 추적 조사하고 있다.

이와 같은 장기적으로 진행되는 임상연구는 연구참여를 희망하는 대상자를 모집하여 전향적으로 진행되지만, 제한된 환경에서 새로운 치료약이나 치료법 등의 효과를 시험하는 임상적 개입을 하지 않기에 임상시험의 범주에는 포함될 수 없다.

11) Atherosclerosis Risk in Communities, ClinicalTrials.gov Identifier: NCT00005131

의약품 개발의 단계

신약개발을 위해 일하는 모든 참여자의 공통 목표는 안전하고 효능이 입증된 신약허가를 가장 단기간에 받는 것이다. 신약허가를 받기 위해서는 신약 후보물질의 탐색에서부터 임상시험까지 여러 단계를 거쳐야 한다.

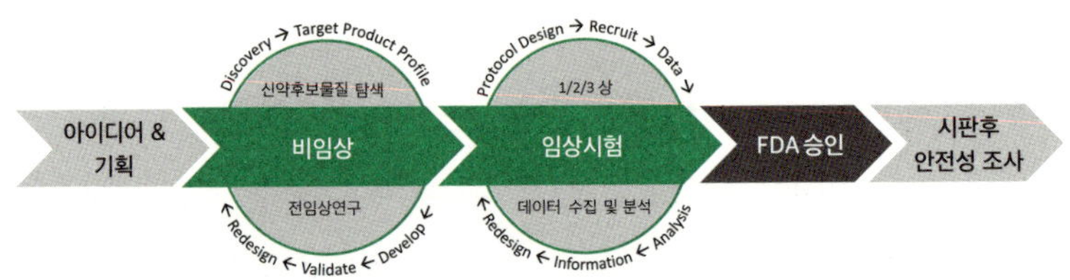

신약 후보물질 탐색(Discovery) 단계

신약 후보물질을 선발하기 위한 탐색(Discovery) 단계에서는 의약학적 개발 목표(목적효능, 작용기전 등)를 설정하여 개발 대상 물질군을 선정한다. 본격적인 임상개발(Clinical development) 과정을 시작하기 앞서 대상 물질군으로부터 얻을 수 있는 임상적 필요성과 임상개발의 실행 가능성을 객관적으로 분석하고, 새로운 약품의 잠재적 상업가치를 평가하는 것이 매우 중요하다.

적응증·목표효능·투여경로·투여량·투여기간·제형 등의 개발약물 정보와 시장의 크기, 현재 시장에 존재하는 약물과의 경쟁을 고려한 목표제품 점유율(Product share), 환자당 목표가격, 예상 개발비용에 근거한 예상 개발가치 등을 포괄하는 최종 목표제품 프로파일(Target Product Profile, TPP)을 작성한다.[9] 이러한 목표제품 프로파일(TPP)은 신약개발의 각 단계에서 다음 단계로의 이행 여부를 결정하는 지표의 역할을 하기 때문에 전체 개발계획과 함께 주의 깊게 만들어져야 한다.

개발 목표가 수립되면 문헌 연구, 생물학적 분석, 화학적 구조 합성 등 여러 가지 방법으로 후보물질군을 발굴한다. 최근에는 3천만 개의 의약학 논문이 등록되어 있는 MEDLINE/PubMed, 모든 임상시험 정보가 등록되어 있는 Clinicaltrials.gov, 그리고 후보물질 특허 라이브러리(Patent library) 등의 공개된 데이터베이스를 대상으로 비정형 텍스트 데이터에서 가치와 의미가 있는 정보를 찾아내는 텍스트 마이닝(Text mining) 기술을 이용해 후보물질을 찾아내고 경쟁 신약개발 현황을 파악하기도 한다. 이렇게 찾아낸 후보물질군은 동물 생체 외/내 시험 스크리닝(*In vitro*/*In vivo* Screening) 등의 과정을 거쳐 좀 더 좁혀진 후보물질군을 도출한다.

점차적으로 더 많은 제약기업들이 AI(Aritificial Intelligence) 기술을 연구동향 파악, 임상시험 참여자 스크리닝(Screening), 유전자 데이터 분석, 소셜 네트워크(Social network)를 이용한 약물 부작용 포착, 제품 생산 및 배송 등 여러 분야에 도입하고 있는 추세이다. 하지만 최근 들어 가장 각광받는 분야는 신약 후보물질 탐색 단계에서의 적용 가능성이라 할 수 있다.[10] 좀 더 효율적이고 안전한 후보물질을 선정하기 위해, 또는 기존 약물의 사용범위를 확대하는 약물 재창출(Drug repurposing, Drug repositioning)을 위해 최신 AI 모델링 기술을 도입하고 있는 회사들 중에 가장 진보적인 성과를 만들고 있는 대표적인 회사로는 베네볼

런트AI(BeuevolentAI), 아톰와이즈(Atomwise), 리커전 파마슈티컬스(Recursion Pharmaceuticals), 사이클리카(Cyclica) 등을 들 수 있다. 영국의 엑사이언티아(Exscientia)는 평균 4년 6개월 정도 소요되는 후보물질 탐색부터 전임상연구까지의 비임상 개발 기간을 AI 기술을 적용해 1년으로 줄이고, 인간을 대상으로 하는 강박장애 치료제 1상 임상시험에 들어간다고 밝혔다.[11] 이와 같은 개발 동향에 맞물려 최근 우리나라의 한 바이오 회사도 아톰와이즈와 협업을 통한 AI 기반 신약 후보물질 발굴을 시작하였다.[12]

전임상연구(Preclinical Development/Study)

개발 중인 신약 후보물질의 잠재적 가능성(Feasibility)과 체내 독성과 같은 안전성(Safety) 및 부작용 같은 위험 요인을 실험 동물을 대상으로 파악하는 과정이다. 후보물질이 동물의 체내에서 어떻게 흡수, 분포, 대사, 배출(Absorption, Distribution, Metabolism, Excretion: ADME)되는지를 연구하는 체내 동태연구와 여러 장기의 기능에 미치는 영향 및 약리작용 등 유효성 평가도 진행한다. 유효성 평가가 긍정적일 경우 다음 단계인 사람을 대상으로 하는 첫 번째 임상시험(First-in-human study)에서 어떤 용량으로 시작하는 것이 안전할지(안전용량, Maximum safe starting dose)[12)]를 결정하고 후보물질의 안전성 프로파일(Safety pro-

12) 동물실험을 통해 얻은 NOAEL(No Observed Adverse Event Level, 부작용이 관찰되지 않는 수준) 약물 용량에 동물/인간 변환 팩터(주로 실험동물 대비 인간 체중을 고려하여 약물 용량을 계산)와 안전마진을 고려하여 안전용량을 결정한다.

file)을 만드는 약리연구를 수행한다.

하지만 적절하게 계획되고 통제되지 않는 경우 이 단계에서 얻은 실험결과를 재현(Reproducibility, '다른 연구팀'이 '다른 실험환경'에서 동일한 결과를 얻는 경우)하거나 반복(Replicability, '다른 연구팀'이 '동일한 실험환경'에서 동일한 결과를 얻는 경우)하는 것에 실패하게 된다.[13] 이는 생물학적 다양성과 복잡성으로 인한 경우도 있지만, 전임상연구 단계에서 쉽게 간과되는 과학적 시험 디자인의 부재, 최소한의 통계적 분석이나 검정력 결여, 표준화되지 않은 절차의 사용, 적절한 데이터 관리의 부재 등이 원인인 경우도 많다. 차후 임상시험 개시를 위한 규제기관의 허가(임상시험 계획 승인신청, IND)를 얻기 위해 반드시 제출해야 하는 것이 전임상연구 자료이므로, 전임상연구 단계에서부터 과학적이고 재현 및 반복 가능한 실험을 수행하는 것이 과학적으로 설계된 임상연구 못지않게 중요함을 명심해야 한다.

1상 임상시험(Phase I Clinical Trial)

신약개발 과정에서 시험약을 사람에게 처음으로 적용(First-in-human)하는 단계이다. 짧은 기간 동안 비교적 적은 수의 건강한 지원자를 대상으로 진행하는 탐색적 임상시험 단계로 후보물질의 안전성(Safety), 약물에 대한 내성(Tolerability), 생리학적 특성(Physiological characteristics), 약력학(Pharmacodynamics, PD), 약동학(Pharmacokinetics, PK)을 확인하고, 심각한 부작용 없이 안전하게 투약할 수 있는 최대허용용량(Maximum Tolerated Dose, MTD)을 찾기 위해 실시한다. 시험대상자의 안전성을 시험 기간 동안 지속적으로 모니터링하기 위해 일반적으로 임상시험을 위해 특별히 만들어진 격리된 실험 환경(Clinical Study Unit, Clinical Trial Unit)에서 진행된다.

예외적인 경우로는 약물의 강한 독성으로 인해 건강한 지원자 대신 해당 환자군을 대상으로 임상 1상을 진행하는 항암 임상과 HIV/AIDS[13] 치료제 개발의 예가 있고, 1년 미만의 짧은 기간 동안 진행되는 일반적 임상 1상과 다르게 백신 1상 개발은 3~4년의 긴 기간 동안 진행되기도 한다.

1상 임상시험의 주목적은 시험약의 안전성 확인과 인체와 약물 간의 상호 작용(약물이 인체에 어떻게 영향을 미치는지, 효능이 전달될 수 있도록 약물이 충분히 인체 내에서 지속되는지)을 확인하는 것이기 때문에, 약물의 유효성 판단을 위한 가설 검정이나 표본수 산출과 같은 검정력 계산(Power analysis)을 진행하지 않는다. 하지만 주관적 편견을 방지하기 위해 무작위화(Randomization)의 방법으로 실험 그룹을 배정하고 맹검법(Blinded experiment)이 사용될 수 있다.

1상 임상시험에 사용되는 대표적인 시험 설계의 예로는 시험대상자에게 시험약품을 단회(only one dose) 투약하는 단일 용량 증가 연구(Single Ascending Dose, SAD)와 시험약품을 동일한 시험대상자에게 여러 번에 걸쳐 투약하는 다중 용량 증가 연구(Multiple Ascending Dose, MAD)가 있고, 먼저 실행되는 SAD에서 얻어진 대략적인 PK(Pharmacokinetics)

---

13) HIV(Human Immunodeficiency Virus)는 후천성면역결핍증(Acquired Immune Deficiency Syndrome, AIDS)을 야기시키는 감염원인 바이러스이다.

정보를 기반으로 안전하다고 판단된 범위에서 MAD에서 사용되는 시험약품의 용량 범위가 정해진다. 그 외에 시험약의 체내 흡수와 음식물 섭취 간의 상호 영향관계를 살펴보기 위해 실행되는 Food Effect Model, 약물 간 상호 작용 연구를 위한 Drug Drug Interaction, 약물의 생체이용률과 생물학적 동등성을 측정하는 연구인 Bioavailability and Bioequivalence 등의 연구 방법이 사용된다.

2상 임상시험(Phase II Clinical Trial)

1상 임상시험 결과 시험약의 안전성이 확인된 경우, 실제 적응증이 있는 환자군을 대상으로 후보물질의 안전성과 유효성을 탐색하고, 적정한 용량과 용법을 결정하는 2상 임상시험을 수행한다.

이 단계에서는 임상시험 계획서(Protocol)의 조건에 맞는 수십에서 수백 명의 환자들을 두 개 이상의 실험 그룹에 배정하여, 표준치료나 위약을 받는 대조군과 시험약을 받는 시험군들 간에 다른 임상적 치료(Treatment)를 진행한 후 그 군 간의 결과 차이를 비교한다. 이러한 군 간의 대비를 이용한 시험 디자인인 위약군 대비 평형 디자인(Placebo controlled parallel design)을 통해 후보물질의 최적용량 및 안전성을 확인하고 신약으로서의 가능성을 가늠해 본다. 이 단계는 일반적으로 수 개월에서 2년여 동안의 기간 동안 진행된다.

흔히 2상 임상시험은 약리효과를 확인하고 유효용량 및 작용시간, 안전성 확인을 주목적으로 하는 초기 파일럿(Pilot) 연구인 전기 2상 임상시험(Phase IIa)과 최적용량 및 용법을 결정하고 약효를 입증하는 중

추적(Pivotal) 연구인 후기 2상 임상시험(Phase IIb)으로 나눌 수 있다.

1) 전기 2상 임상시험(Phase IIa)

전기 2상 임상시험 단계에서는 후보물질의 최대허용용량(Maximum Tolerated Dose, MTD) 내에서 유효용량의 안전성을 측정하고, 임상적으로 약효가 있는지를 파악한다. 시험대상자가 신약 후보물질로부터 기대하는 혜택이 감당해야 할 위험에 대비해 더 큰지(Risk-benefit ratio)를 탐색하는 개념증명(Proof of Concept)의 단계라 할 수 있다.

적절한 약물 용량을 찾는 방법으로는 평형 용량 비교법(Parallel dose comparison, Dose ranging study)이 있다. 최대허용용량(MTD) 내에서 위약(Placebo)과 대비하여 다양한 용량을 투여한 시험군 간 비교를 수행하여 적절한 용량의 범위를 탐색하는 연구 방법이다. 이 연구를 통해 안전하면서도 약효를 나타내는 용량의 대략적 범위를 찾을 수 있으나, 시험 설계 시 용량을 대조할 시험군의 수, 투여 횟수, 결과변수의 선정 등에 주의해야 한다.

또 다른 대표적인 약물 용량 탐색 방법은 용량증가법(Dose Escalation)이다. 후보약물의 명확한 안전성 프로파일(Safety profile)이 없을 경우, 첫 번째 몇 명의 시험대상자 군(Cohort)에게 가장 낮은 용량을 투약하여 안전성에 문제가 없을 경우 그다음 대상자 군에게는 더 높은 용량을 투여하는 방식으로 최대허용용량(MTD) 또는 사전에 정해진 용량까지 점차적으로 증가시키는 방법이다. 이 방법은 시험대상자의 후보물질에 대한 노출 위험을 감소시킬 수 있고, 각기 다른 용량이 투여된 군 간의 약효를 비교할 수 있는 장점이 있다.

시험대상자에게 가장 낮은 용량으로 시작하여 최대허용용량(MTD)에 이르기까지 조금씩 높은 용량을 투입해 적정 용량을 찾는 용량 적정법(Dose titration)도 사용된다. 오랜 기간 동안 투약해야 하는 만성질환 연구나 체중이나 생물학적 반응성을 포함하는 각 개인의 환자 특성에 따라 용량이 달라질 수 있는 경우에 사용할 수 있는 방법이다.

2) 후기 2상 임상시험(Phase IIb)

후기 2상 임상(IIb) 단계에서는 전기 2상 임상(IIa)의 결과에 따라 결정된 투약 용량을 이용하여 대조군과 대비해 시험약의 약효 입증을 탐색하는 단계이다. 이 단계의 시험 결과에 따라 대규모의 시험대상자를 대상으로 하는 확증적 3상 임상시험으로의 진행 여부가 결정된다.

후기 2상 임상은 3상 임상시험과 함께 신약허가의 핵심이 되는 단계로서, 이 단계부터는 더욱 철저하게 규제기관에서 인정하는 검증된 방법론과 임상 디자인을 사용해야 한다. 대조군을 포함한 두 개 이상의 시험군 간 대조가 가능한 대조군 통제(Placebo-controlled) 시험 설계, 무작위 배정(Randomizatoin), 이중 맹검(Double-bllind) 등의 시험 방법을 이용하고, 시험대상자 수도 통계적 계산을 통해 결정해야 하는 등 최대한 과학적으로 설계되도록 해야 한다.

일반적으로 충분히 큰 표본의 크기를 갖지 않고 진행되는 2상 임상시험의 시험 결과는 그 자체로 약효의 유효성 판단의 기준이 될 수는 없다. 하지만 향후 후속 연구의 진행 여부를 판단하는 근거가 될 수 있고 얻어진 데이터와 약효의 크기에 대한 다양한 분석을 통해 3상 임상시험을 위한 연구 목표(약물의 유효성 및 안전성 종결점)[14]를 더 세밀하게 조정할 수 있으며, 최적화된 표본 크기를 산정할 수 있다.

---

14) 후기 임상시험의 연구 목적은 약물 효과에 대한 유효성(Efficacy)과 안전성(Safety)을 확인하는 것이다. 이 책에서는 맥락에 따라 종결점(Endpoint), 결과변수(Outcome) 또는 특히 통계분석과 관련되었을 경우 평가변수(Variable)라는 용어로 사용한다. 중요도에 따라 1차, 2차 종결점으로 나뉘기도 하고, 경우에 따라 실질적 임상 결과변수를 대신하는 대리(Surrogate) 또는 중간(Intermediate) 종결점을 사용하기도 한다.

잠깐만요!

많은 사람들에게 2020년은 코로나 바이러스의 해로 기억될 만큼 사회적, 경제적으로 너무나 큰 어려움을 겪고 있고, 그 끝이 어떤 모습일지 상상하기도 어렵다. 이런 어려움 속에서도 많은 사람들이 희망을 갖고 기다리는 뉴스는 백신과 치료제 개발 소식일 것이다.

새로운 백신이나 약물의 개발을 위해서는 비임상단계부터 1·2·3상 임상시험까지 아주 긴 연구 개발 기간이 소요되는 것이 일반적이다. 하지만 코로나바이러스감염증-19(COVID-19) 후보 치료제로 연구 중인 많은 약물들은 초기 임상시험을 생략하여 보다 신속하게 후기 임상시험에 투입되었고, 그 결과에 따라 2020년 내에 신약허가가 가능할 것이란 뉴스들도 많이 들려온다. 이렇게 빠른 진행이 가능한 이유는 치료제로 개발 중인 많은 후보물질들이 기존 약물의 사용 범위를 확대하거나 변경하는 약물 재창출(Drug repurposing) 전략을 통해 개발되고 있기 때문이라 볼 수 있다. 이미 다른 적응증에 허가된 약물[말라리아 치료제인 히드록시클로로퀸(Hydroxychloroquine), HIV/AIDS 치료제인 로피나비르/리토나비르(Lopinavir/Ritonavir)]이거나 다른 임상시험을 통해 안전성이 입증된 경우[길리어드(Gilead)의 항바이러스제 후보물질 렘데시비르(Remdesivir)]가 그 대표적인 예이다. 모두 약물의 안전성 확인을 위한 초기 임상시험을 건너뛰고 후기 임상시험에 투입되었고, 그중 Hydroxychloroquine와 Lopinavir/Ritonavir에 대한 임상시험 결과는 예상과는 달리 기대에 미치지 못한 것으로 발표되었다. 반면 최초 에

볼라 바이러스 치료제로 개발되었던 Remdesivir는 긍정적인 초기 결과를 바탕으로 FDA의 긴급사용승인(Emergency Use Authorization)[15)]을 받게 되었다. 일반적인 상황에서는 FDA 허가를 받기에는 미흡한 임상 결과일지도 모르겠으나 사상 초유의 코로나바이러스감염증-19 사태라는 미충족 의료수요(Unmet medical needs)를 고려했을 때 불가피한 결정이라 생각되기도 한다.

코로나바이러스감염증-19 극복의 핵심은 백신 개발이다. 2020년 4월 말 현재 약 90개의 기관들이 백신 개발에 뛰어들었고, 그중 7개의 기관은 임상시험을 시작하였다. 일반적인 경우 백신 개발을 위해서는 수천에서 수만 명의 시험대상자를 위약이나 백신 투여군으로 구분한 후 수년에 걸쳐 안전성을 확인하고, 일상생활을 통한 두 군 간의 감염률을 비교하여 그 약효를 확인해야 한다. 전 세계적 유행병인 코로나바이러스감염증-19를 해결하기 위해서는 어쩌면 이런 전형성을 넘어선, 가능한 모든 새로운 방법론을 시도해 봐야 할지도 모르겠다. AI 기술을 이용한 전임상 단계의 최소화, 여러 단계의 임상시험을 지체 없이 일괄 진행하는 경계 없는(Seamless) 디자인과 여러 개의 백신을 함께 시험하는 임상시험 디자인[네 개의 코로나바이러스감염증-19 치료제를 함께 시험하는 Solidarity clinical trial for COVID-19 treatments[14] 와 유사하게 디자인할 수 있을 것이고, 세계보건기구(World Health

15) 미국 FDA의 긴급사용승인이란 전국적인 유행병 등 공중 보건상의 위해가 발생할 경우, 허가되지 않은 신약 또는 허가된 약품의 새로운 적응증(Indication)에 대한 사용을 간소화된 임상시험을 걸쳐 긴급하게 그 사용을 허가하는 절차를 말한다. 일반적인 신약 허가를 위한 유효성 기준에 대비해 낮은 수준의 유효성(Lower level of evidence)만으로 긴급사용승인을 받을 수 있고, 공공 보건의 위해가 해제되면 그 사용승인도 중지된다.

Organization, WHO)는 백신 개발 연대로 협력을 확대하고 있다], 백신 생산시설 사전 확보, 정부의 신속 심사 및 승인, 백신의 공정한 배분 등은 우리 모두가 이전에는 경험하지 못한 도전들이지만, 함께 맞서 극복해야 할 새로운 과제이기도 하다.

3상 임상시험(Phase III Clinical Trial)

후보물질의 안전성과 유효성에 대한 확증적 데이터를 확보하기 위한 임상시험이다. 수백에서 수천 명의 환자를 대상으로 수행되고, 많은 시험대상자 수로 인해 다국가, 다기관 연구로 수행되는 경우가 대부분이다. 2상 임상시험이 치료적 탐색(Exploratory) 시험이라면 3상 임상시험은 치료적 확증(Confirmatory) 시험으로, 초기 1상과 2상을 거쳐 확인된 후보물질의 유효성과 안전성을 검증하기 위해 더 많은 수의 폭넓은 환자를 대상으로 실시하며, 해당 적응증에 대한 후보물질의 효능이 통계적, 임상적으로 유의함을 입증해야 하는 시험단계이다. 가능한한 넓은 범위의 환자를 대상으로 시험하기 위해 일반적으로 초기 임상보다 완화된 시험대상자 선정 및 제외기준을 적용하고, 그 선정 제외기준이 추후 약물이 승인될 경우 약품의 표시 기재사항(Labeling) 정보로 사용된다.

3상 임상시험은 허가의 핵심 단계이고, 신약이 글로벌 시장을 목표로 하는 경우 인종별, 권역별로 나눠 임상을 진행해야 하기 때문에 일반적으로 장기간(3~5년)에 걸쳐 진행되고 수백에서 수천억 원의 비용이 소요된다. 많은 비용이 필요한 항암 임상시험인 경우 시험대상자 1인당 1억 원 이상의 비용이 소요되는 경우도 많다.

약효를 증명하는 것이 주된 목표이지만, 동시에 안전성에 관한 폭넓은 데이터를 모을 수 있는 단계이기도 하다. 초기 임상시험에 비해 더 큰 집단을 대상으로 더 오랜 기간 동안(Larger and Longer)에 임상시험을 진행하기에 초기 임상 단계에서 발견되지 않았던 후보물질의 투여로 인한 장기(Long-term) 부작용과 빈도수가 낮거나 일반적이지 않은 부작용이 발견될 가능성이 크다.

3상 임상시험은 초기 임상시험보다 더 복잡하고 과학적인 시험 디자인을 사용한다. 무작위 배정(Randomization), 이중 맹검(Double-blind), 대조군 통제(Placebo-controlled), 병행군 디자인(Parallel group design), 집단 축차 디자인(Group sequential design), 또는 베이지안 적응적 디자인(Bayesian adaptive design) 등의 과학적으로 구조화된 설계 방식이 사용된다. 평가변수도 규제기관에서 권고하거나 표준화된 변수를 이용해야 하며, 목표로 하는 약효의 크기를 충분히 감지할 수 있도록 검정력을 갖춘 표본의 수를 통계적으로 산출해야 한다.

미국 FDA(U.S. Food and Drug Administration), 유럽 EMA(European Medicines Agency) 그리고 일본 PMDA(Pharmaceuticals and Medical Devices Agency)는 시판허가를 받기 위해 2번의 확증적 임상시험을 통해 약효의 유효성과 안전성을 증명하도록 권고하고 있다. 2019년 2월 암젠(Amgen)-사이토키네틱스(Cytokinetics)-서비어(Servier) 3사는 심장병 환자를 위한 심장 마이오신 단백질 활성제(Cardiac Myosin Activator)인 '오메캄티브 메카빌(Omecamtiv Mecarbil)' 개발을 위해 35개국, 900여 임상시험 실시기관(Clinical site)에서 약 8,000명의 환자를 모집 중인 첫 번째 3상 임상시험 GALACTIC-HF[16]에 이어, 두 번째 3상 임상시험인 METEORIC-HF[17](270명 시험대상자 모집 목표)을 시작한다고 발

16) Global Approach to Lowering Adverse Cardiac Outcomes Through Improving Contractility in Heart Failure, ClinicalTrials.gov Identifier: NCT02929329

17) Multicenter Exercise Tolerance Evaluation of Omecamtiv Mecarbil Related to Increased

표하였다.

예외적으로 후보물질의 판매 승인을 신청한 후부터(Submission for approval of a new drug) 허가받기 전까지(Receipt of marketing authorization) 실시하는 임상시험을 후기 3상 임상시험(Phase IIIb)으로 구별하기도 한다. 3상 임상시험에서 얻지 못한 추가적인 정보를 얻거나 승인 약품의 표시 기재사항(Labeling) 변경을 위해 실행된다. 예를 들면 신약 사용이 삶의 질에 미치는 영향에 관한 연구나 적응증 확대 또는 대상 연령층 확대를 위한 연구를 후기 3상 임상시험으로 볼 수 있다.

4상 임상시험(Phase IV Clinical Trial)

시판허가 후에 약물의 효능과 장기적인 안전성을 확인하기 위해 수행되는 임상시험을 4상 임상시험이라 한다. 1상부터 3상까지의 임상시험이 가능한 한 통제된(Controlled) 환경에서 진행된다면, 시판허가 후 4상은 통제되지 않은 실제 사용 환경에서의 신약 사용성을 모니터링하는 임상시험이다.

시험의 목적에 따라, 규제기관에서 요구하는 시판 후 안전성 조사(Post market Surveillance, PMS)와 제약회사 등이 개발된 약에 대한 효능을 임상의들에게 알리고 환자 그룹의 관심을 유도하기 위해 프로모션의 차원에서 진행하는 임상시험으로 나눌 수 있다. 신약개발 과정에서 FDA 가속허가(Accelerated Approval) 지정이 된 경우 신약허가 후 4상

Contractility in Heart Failure, ClinicalTrials.gov Identifier: NCT03759392

확증적 임상시험이 요구되기도 한다.

시판 후 안전성 조사의 목표로는 특수 약리작용 검색(약리기전 연구), 약물의 사용이 이환율(Morbidity rate)과 사망률(Mortality rate) 등에 미치는 효과 검토를 위한 장기간의 대규모 추적 연구, 제3상에서 얻은 자료의 보완을 위한 추가 연구, 삶의 질에 관한 연구, 시판 전 임상시험에서 검토되지 못한 특수 환자군에 대한 임상시험, 새로운 적응증 탐색, 시판 후 임상연구 및 비용 대비 효과 연구 등을 들 수 있다.

최근 한 기사[15]에 따르면 미국에서 2001년부터 2010년까지 새로 허가받은 신약 중 3분의 1이 시판 후 안전성 조사 과정에서 심각한 환자 안전성 문제로 인해 시판 취소를 받았다. 10년간 시판허가를 받은 222개 약품 중 71개의 약품이 허가 취소되었다. 예를 들면 머크(Merck)사에서 개발한 관절염의 치료제 '바이옥스(Vioxx)'[18]는 1999년 시판허가 후 전 세계의 많은 관절염 환자에게 처방되어 왔다. 하지만 시판 후 안전성 조사(PMS) 과정 중에 심장마비와 뇌졸중 위험 증가라는 심각한 부작용이 발견되어 2004년에 판매가 중단되었다.

이와 같이 시판 후 안전성 조사는 신약의 안전성을 실제 환경에서 모니터링하는 중요한 역할을 한다. 엄격한 시험대상자 선정과 통제된 환경에서 실시되는 임상시험에서 이제까지 발견하지 못한 이상반응과 약물효과를 훨씬 광범위한 환자를 대상으로 실제 환경에서 검증 및 모니터링하는 중요한 단계이다. 신약의 실제 효과를 여과 없이 일반 환자들에게 폭넓게 테스트할 수 있기 때문에 장기 투여에 따른 예측하

18) Vioxx(성분명: Rofecoxib)

지 못한 부작용이나 이상반응을 발견해 내기도 한다. 심각한 부작용으로 시판허가가 철회되기도 하지만, 반대로 신약의 새로운 적응증을 발견하거나 전혀 다른 사용 방법에 대한 아이디어를 얻기도 한다.

1~4상 임상시험 간 비교

	1상 임상시험	2상 임상시험	3상 임상시험	4상 임상시험
대상	건강한 지원자 (독성이 강한 경우, 실제 환자군)	동질적 해당 질병 환자군	이질적 해당 질병 환자군	해당 질병 환자군
안전성 평가	v	v	v	v
약효 평가		v	v	v
목표	• 약물 안전성 확인 • 인체 약물 간 상호 작용 정보 획득 • 약물 한계용량 확인	• 약물 안전성 확인 • 적정 용량, 용법 확인 • 유효성 근거 획득 • 확증 연구 위한 시험 설계, Endpoint, 연구 방법론 확인	• 유효성 확증 • 안전성 확인	• 장기적 안전성 모니터링 • 유효성 평가
기간	수개월	수개월에서 2년	2~5년	2~4년
인원	20~100명	20~수백 명	수백 명~수천 명	수천 명
성공확률	63%	30%	58%	

새로운 방식의 임상시험 단계 구분

많은 제약회사들은 임상시험을 위와 같이 정형화된 4단계로 나누어 구분하는 대신, 1상과 2상 임상시험을 묶어 전기(Early stage) 임상시험으로, 2상과 3상 임상시험을 묶어 후기(Late stage) 임상시험으로 나누기도 하며, 임상시험의 기술적 성격에 따라 구분하기도 한다. Treatment Mechanism(1상), Dose-escalation(1상), Dose-finding(2상), Proof of Concept(2상), Dose-ranging(2상), Safety and Activity(2상), Comparative(후기 2상 또는 3상) 등이 그 예이다.

신약개발 환경이 더 악화되어 개발 비용을 환수하고 수익을 얻기가 더 어려워짐에 따라 임상시험은 더 이상 1상부터 4상까지 순차적인 진행을 하지 않는 경우도 많고, 더 짧은 기간에 더 적은 비용으로 임상시험을 수행하기 위해 새로운 임상시험 디자인과 아이디어들이 등장하고 있다. 예를 들어 1상과 2상을 결합하거나 2상과 3상을 결합하여 서로 다른 두 단계의 임상시험을 멈춤 없이 한번에 진행하는 경계 없는(Seamless) 디자인은 특히 항암제 임상시험에서 많이 사용되는 설계방식으로, 1상의 용량 증가 연구(Dose escalation study)와 2상의 용량 확장 연구(Dose expansion study)를 병행하는 경우가 매우 흔하다. 임상시험 진행 중에 수집된 데이터의 중간분석(Interim analysis) 결과에 따라, 사전에 계획된 시험대상자 수와 실험 그룹의 숫자, 실험 그룹 간 시험대상자 배정 비율 등이 능동적으로 변경되는 적응적 디자인(Adaptive design)도 효율적인 임상시험 수행을 위한 새로운 경향의 예이다.

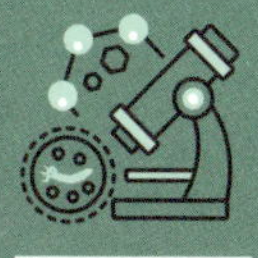

2장

임상시험 참여자들과 그 역할

신약개발 과정은 광범위한 전문가 집단의 협업의 과정이다. 각 업무를 담당하는 전문가들의 개별적 능력과 함께 팀 내외의 소통과 팀워크가 결국 프로젝트 성공의 주요 요인이 된다. 신약개발 프로젝트팀 내의 가장 약한 연결고리가 신약개발 실패의 원인이 될 수 있고, 그 약한 연결고리의 수준이 결국 팀 전체의 수준이 될 수밖에 없다. 능력이 뛰어난 소수의 리더도 필요하지만, 오랜 기간 동안 성공적인 팀워크를 보여준 경험 많은 구성원들과 임상 프로젝트를 수행하는 것이 성공의 관건이라 할 수 있다.

잘 조직된 임상 프로젝트팀은 실패할 임상시험을 성공시킬 수는 없지만, 성공할 임상시험을 실패로 내몰지는 않는다.

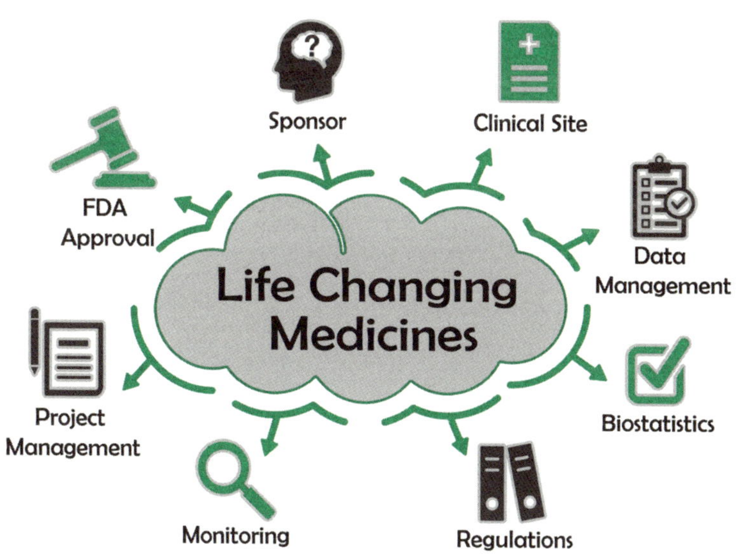

임상시험의 핵심적 참여자 그룹

임상시험의 규모와 성격에 따라 참여자들의 수와 역할이 다를 수 있고 그 역할의 명칭이 다를 수 있지만, 가장 기본적이고 필수적인 임상시험 참여자 그룹에 대해 살펴보자.

임상시험 의뢰자(Sponsor)

신약개발의 대상인 후보물질에 대한 소유권을 가진 임상시험의 주체로, 임상시험 계획을 수립하고 운영하며 재정적 지원을 책임진다. 전문의 등 연구자 개인(연구자주도 임상시험, Investigator-initiated clinical trial)이 될 수도 있고, 제약회사나 바이오 벤처 또는 정부기관(의뢰자주도 임상시험, Sponsor-initiated clinical trial) 등이 의뢰자(Sponsor)가 될 수 있다.

임상시험에 대한 목표제품 프로파일(Target Product Profile, TPP)을 포함한 전체적 개발 계획을 수립하고, 대표 책임연구자와 임상시험 수탁기관(Clinical Research Organization, CRO)을 선정한다. 대표 책임연구자(Protocol principal investigator)에게 임상시험에 필요한 정보를 제공하여, 임상시험에 대한 구체적 계획 및 운영 상세 항목을 작성한다. 임상시험을 개시한 후에 주기적으로 시험 진행 상황을 보고 받고, 임상시험 계속 여부 등 주요 사안에 대한 최종적 의사 결정권을 갖는다.

다른 기관이나 조직에게 임상시험을 위탁하더라도 의뢰자(Sponsor)가 최종적인 책임을 지기 때문에, 임상시험 허가와 관련된 법적 문제를 검토하고, FDA나 미국 보건복지부(U.S. Department of Health & Human Services, HHS)와 같은 규제기관 및 임상시험 심사위원회(Institutional Review Board, IRB)에서 요구하는 규제 사항 준수 및 임상시험 관리기준(Good Clinical Practice, GCP) 준수(Compliance)에 대한 지속적인 관리 감독(Oversight)이 필요하다.

취합되는 데이터의 신뢰성(Data Integrity), 품질 보증(Quality Assurance, QA) 그리고 품질 관리(Quality Control, QC)를 위하여 임상시험 전반에 대한 모니터링 계획을 수립하여 계속적인 감독을 수행해야 한다. 미국에서 임상시험을 수행할 경우 대부분 현지 CRO를 통한 외주화가 불가피하다. 따라서 성공적인 CRO의 선정과 관리가 임상개발의 성패를 좌우하는 바, 이와 관련하여 CRO 선정 및 관리방안은 4장에서 자세히 다룬다.

대표 책임연구자(Protocol Principal Investigator)

임상시험을 진행하고자 하는 시험약이나 치료법에 대한 의학적, 과학적, 논리적 추정을 바탕으로 임상시험 전체 계획을 구체적으로 수립한다. 임상시험의 주요 종결점(Primary and Secondary endpoints)과 적응증 개선 효과의 크기(Effect size), 수단(Treatment or Procedure schedule), 범위(시험대상자 병증 및 조건) 등을 의뢰자(Sponsor)와 함께 구체화한다. 의뢰자에 소속된 경우(Clinical director)도 있고, 대학 등 제3의 기관소속 연구자인 경우도 있다.

임상시험 운영위원회(Coordinating committee 또는 Steering committee)

의 리더로서 임상시험 수행 중에 발생하는 문제를 해결하고 임상시험 실시기관(Clinical site)의 질의에 답변하는 등 임상(Clinical), 운영(Operational), 관리상(Administrative)의 의사결정을 한다.

규제기관 및 임상시험 심사위원회(IRB) 요구에 따른 필요 조건을 유지하고, 적법하고 윤리적인 방법으로 시험대상자의 임상연구 참여 동의를 획득하는 절차의 확보, 문서화된 표준운영규칙(Standard Operating Procedure, SOP) 및 표준작업지침서(Work procedure)를 수립하는 등 임상시험에 대한 시험대상자의 권리, 안전, 안녕을 확보하기 위한 운영상의 책임을 진다.

프로젝트 매니저(Project Manager, PM)

의뢰자(Sponsor)와 대표 책임연구자를 대신하여 임상시험 운영을 주관한다.

주요 마일스톤(Milestone)[1)]과 세부 프로젝트 목표 일정(Timeline)을 포함한 프로젝트 관리 계획서를 작성하고 임상시험 운영 전반을 관리한다. 실현 가능한 목표를 설정하여 그 달성 여부를 기간별로 관리하고, 문제가 발생하면 지연 요인을 분석하여 대안 및 개선책을 마련해야 한다.

---

1) 임상연구 진행과정에서 특이할 만한 사건이나 이정표로서, 연구 목표의 성공적 달성을 위해 필수적으로 관리해야 하는 요소 또는 판단항목이다. 일정 내 달성 여부에 따라 다음 단계의 마일스톤으로 계속 진행할지 혹은 이전 단계를 재점검한 후 다시 시행해야 할지를 결정할 수 있다.

시험대상자를 모집하는 임상시험 실시기관(Clinical site, 사이트)을 선정, 계약, 교육, 지원하는 등 전체적인 사이트 관리를 수행하고 각 사이트의 시험대상자 모집률 등 활동 지표를 모니터링(Site performance monitoring)한다. 임상시험 진행 사항에 대한 주요 정보를 참여 기관과 공유하고 전달 및 소통하는 계획을 수립하고 실행해야 한다.

임상시험 중에 사용되는 의약품, 의료기기 제조 및 관리를 수행할 벤더(Vendor)와 임상시험 수탁기관(CRO)을 선정하여 계약을 관리하고, 관련 재정을 집행한다. 임상시험 중에 발생할 수 있는 법률적 분쟁을 대비한 보험을 가입하는 등 발생 가능한 위험 요소를 대비하고 비상 계획(Contingency plan)을 수립하는 것도 프로젝트 매니저의 주요한 업무 중 하나이다.

임상시험 수행을 위한 주요 필수 문서를 목록화(임상시험 기본문서파일, Trial Master File, TMF)하고, 그 작성・제출・배포・갱신 등 전반적 관리를 수행한다. 이러한 문서들은 임상시험 계획 승인신청(IND) 및 신약허가신청(NDA) 시 제출이 요구되기 때문에 임상진행 지연을 방지하기 위해서는 계획 및 운영 단계에서부터 관련 문서를 사전에 관리해야 한다.

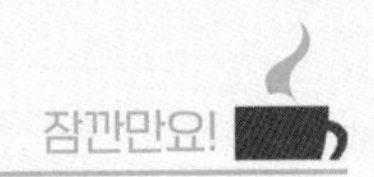

적응증별로 임상시험 실시기관(Clinical site) 연구팀들을 조직적으로 유치하여 임상시험 의뢰자(Sponsor)에게 전문적으로 소개하는 SMO(Site Management Organization)를 통하면 더 빠른 시간 내에 양질의 임상 사이트를 확보할 수 있다. 필자의 경험 중, 3상 출혈성 뇌졸중 임상시험 진행 중에 계획보다 현저히 느린 환자 모집으로 인해 추가적인 임상 사이트 모집을 논의하게 되었다. 논의는 해당 적응증 환자가 더 많은 아시아 및 남미지역에서 사이트를 추가하는 것이 환자 모집에 유리할 것이라는 결론에 도달했지만, 독자적으로 해당 지역에서 추가 사이트를 모집하기에는 많은 시간이 지체될 것으로 예상되었다.

이러한 문제를 지역적으로 특화된 SMO를 통해 해결하였다. 지역에 따라 사이트와 직접 계약을 진행하는 경우보다 더 많은 비용이 들 수는 있겠지만, 개별 임상 사이트 선정 및 계약 문제, 임상시험 심사위원회(IRB) 및 지역 규제기관 승인 등 인허가 문제 등을 SMO를 통해 해결하는 것이 필자의 경험에 비추어 볼 때, 환자 모집을 단기간에 가속화할 수 있는 가장 효율적 방법이었다.

임상시험 모니터(Clinical Research Associate)

임상시험 모니터(Clinical Research Associate, CRA 또는 Clinical Trial Monitor)의 주요 업무는 참여 사이트가 임상시험 계획서(Study protocol) 및 임상시험 심사위원회(Institutional Review Board, IRB)의 규정에 따라 임상시험을 수행하고 있는지, 관련 법규 및 윤리 규정에서 요구하는 사항들을 준수하고 있는지, 임상시험 중에 수집된 데이터의 근거자료[2]와의 동일성을 확인하는 근거 자료 확인(Source Data Verification, SDV) 등을 포함한다.

데이터 모니터링의 대상 사이트 선정 조건, 빈도 및 범위, 모니터링 항목 및 평가 기준 등의 구체적 계획을 프로젝트 매니저와 함께 수립하고, 직접적인 사이트 방문이나 원격 모니터링(Remote monitoring)을 통해 데이터의 정확성(Accuracy)과 적확성(Integrity)을 확보하는 것이 일차적 목표이다. 사이트의 규정 위반을 확인하였을 경우, 위반 사항에 대한 수정 및 대책으로 시정 사항 및 예방 조치(Corrective and Preventive Action, CAPA)를 요구하는 것이 주요 업무로 일반 회사의 내부 감사의 역할과 유사하다.

임상시험을 임상시험 수탁기관(CRO)을 통해 진행하는 경우, CRO에 소속된 임상시험 모니터(CRA)의 사이트 모니터링에 더하여, 의뢰

2) 근거자료(Source Data)란 임상시험 대상자의 진단, 치료, 처방 등 병원 의료기록과 임상시험 데이터를 최초로 수집하고 저장한 한 원본 데이터를 말한다. 주로 전자의료기록(EMR)이나 의료영상시스템(PACS) 등의 병원정보시스템(Hospital Information System)에 전자화되어 저장되거나 종이 문서 등 여러 매체에 저장된다. 규제기관이 차후 임상시험을 재현 또는 평가하기 위해 요구할 수 있기에 법률로 요구하는 기간보다 더 오랫동안 적절한 관리가 필요하다.

자(Sponsor) 소속의 CRA가 주기적으로 주요 사이트를 대상으로 모니터링을 수행할 필요가 있다. 이 경우 실제적으로는 사이트 모니터링의 성격과 함께 그간 CRO에서 행한 사이트 모니터링의 품질 점검(Audit)의 성격을 함께 가지게 된다. 특히 여러 국가에서 실시하는 임상시험의 경우 국가별로 다른 임상기준(Clinical Standards)과 CRO별 모니터링 품질의 차이로 인해 의뢰자(Sponsor)의 추가적인 모니터링이 더욱 중요하다.

일반적인 임상시험 실시기관(Clinical site)에 대한 CRA의 업무는 크게 두 부분으로 나눌 수 있다.

(1) Site Startup 업무: 임상시험 실시기관의 대상자 모집 전까지 진행되는 업무로, 업무범위는 아래와 같다.
- 임상 사이트의 연구자 그룹, 시설, 경험 등을 평가하여 임상시험 참여 여부를 결정
- 기관 감사위원회(IRB)에 임상시험 승인 신청 및 수정 권고 follow-up 수행
- 임상 사이트의 예산 및 요구사항을 협의하여 계약 체결
- 임상시험에 필요한 각종 자료 및 소요 자원을 제공
- 임상시험 개시모임 진행

(2) Site Operation 업무: 대상자 모집 개시 이후 진행되고, 주요 업무는 아래와 같다.
- 사이트 모니터링 계획 및 절차에 따라 사이트 방문 계획 수립: 모니터링 대상 시험대상자 및 증례기록서(Case Report Form, CRF)와 데

이터 항목(Data point)을 사전에 확인하고, 이전에 수행한 사이트 모니터링에서 해결되지 않은 이슈가 있는지 확인

- 사이트 방문 또는 원격 모니터링 수행 시 체크포인트[16]
  - 사이트 연구 팀원들이 적절한 자격과 훈련을 거쳤는지, 관련하여 요구되는 규제 문서(Regulatory document)를 제출하고 유효하게 유지해 왔는지 확인
  - 수집된 임상시험 데이터가 전자의무기록(Electronic Medical Record, EMR) 시스템 등 원본 데이터와 일치하는지 확인
  - 시험대상자 동의(Informed Consent) 문서 등 주요 문서의 버전(Version), 날짜, 서명 등의 유효 여부
  - 사이트 시험약국(Trial Pharmacy)에서 임상시험에 사용되는 의약품(Investigational product, IP)의 관리(현재 재고 수량, 포장 상태, 관리 온도 및 환경, 수불 대장 등)가 적절하게 이루어지고 있는지
  - 병원시설(임상시험 관련 장비, Lab 등)이 임상시험 수행에 적절하게 유지 관리되고 있는지
- 모니터링 보고서 작성 후 사이트 책임연구자(Principal Investigator, PI)와 임상연구 코디네이터(CRC) 등 주요 사이트 팀원들과 공유
- 프로토콜 변경사항, 피험자 등록 현황, 심각한 이상반응 및 중대한 프로토콜 위반사항 등 기타 임상시험 운영상의 문제점이나 이슈에 대한 시정 사항 및 예방 조치 수행
- 임상 사이트 종료 시 최종 사이트 방문(Closing site visit)을 통해 미완료 데이터 입력이나 미해결 이슈 점검

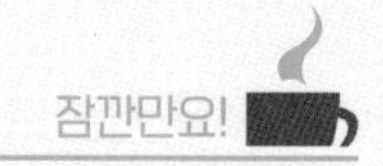

우리나라에서 5년 정도 CRA로 일하고 출산으로 인해 휴직 중인 지인이 '언제까지 CRA로 일할 수 있을까'라는 질문을 한 적이 있다. 답변에 대신하여 필자의 경험을 이야기해본다.

10여 개의 2상과 3상 임상시험을 통합 운영하는 임상시험 네트워크의 운영회의(Steering Committee)에 오랜 경력의 할머니 CRA가 항상 참석하였다. 새롭게 시작하는 3상 사이트 선정을 주요 의제로 논의하던 회의로 사이트별 타당성 조사(Feasibility survey) 결과를 리뷰하며, 예상되는 문제점과 예상 환자 수, 환자 스크리닝 절차, 연구 자원(연구자 수, 병원 시설 등) 등을 논의하던 중이었다. 대상 사이트와 다른 임상시험을 통해 협업한 경험이 없는 신규 사이트인 경우 제출한 문서를 통해 확인할 수 있는 정보는 대단히 제한적일 수밖에 없어 사이트 선정이 쉽지 않은 경우가 많았다.

할머니 CRA는 필라델피아 지역에서 재택근무로 40년 넘게 미주 전역의 주요 병원을 모니터링해왔고, 많은 의사 그룹의 임상시험 수행 능력을 잘 알고 있었기에 후보 사이트 선정에 있어 가장 중요한 정보를 제공하는 사람 중의 한 명이었다. 할머니 CRA의 전화를 통해 간간히 들려오는 손주의 웃음소리와 함께 신규 사이트 연구팀의 그동안의 성과와 문제점에 대한 그녀의 조언은 사이트 참여 여부를 결정하는 중요한 잣대가 되었던 좋은 기억이 있다.

한 분야에서 대가를 만들어 내는 방법은 천천히 지치지 않고 쌓아온 그 경험을 사회와 조직이 존중하고 공정하게 평가해 주는 것일지도 모르겠다. '조금도 걱정하지 말고, 당당히 나아가라'가 필자의 대답이다.

임상통계 전문가(Biostatistician)

2000년대 초반까지 우리나라는 글로벌 임상시험에 참여하는 여러 국가 중의 하나로, 주로 환자 모집과 운영을 중심으로 그 역할을 담당해 왔다. 따라서 임상시험의 계획수립 및 분석 단계에서 필요한 분야보다는 시험대상자 모집 및 사이트 운영에 직접적으로 필요한 분야가 우선적으로 발전해 왔다. 즉, 직접 시험대상자 모집 및 사이트 운영을 수행하는 임상연구자 및 임상연구 코디네이터(CRC) 인력과 사이트 모니터링을 수행하고 그 운영을 돕는 임상시험 모니터(CRA)는 많이 확충되어 왔으나, 반면 임상시험을 계획하고 데이터를 수집·분석하는 통계 및 데이터 관리 분야는 상대적으로 더딘 발전을 해왔다.

임상통계 전문가는 신약개발 목표와 수단에 적합한 연구 목표를 구체화하고 수치적으로 분석 가능한 개량 평가변수를 설정하는 등 임상시험 디자인의 설계부터, 취합된 데이터를 통한 안전성과 유효성 평가 및 허가 과정까지 임상개발 전 분야에 관여한다. 임상시험 계획 단계에서는 의뢰자(Sponsor)와 대표 책임연구자(Protocol PI)로부터 제공된 임상시험 관련 기본 정보(시험 목표 등 개괄적인 시험 아이디어)를 기반으로 하여, 시험 과정에서 지켜야 할 시험 환경과 조건을 규정하는 입법자(Rule maker)의 역할을 하는 것이 임상통계 전문가이다.

예를 들면 대표 책임연구자가 제시한 목표가 '놀이를 통한 초등학생 근력 능력 평가'라면, 통계학자는 그 목표를 달성하기 위한 여러 개의 시험디자인(예, 피구와 축구 등)을 제안할 수 있을 것이다. 하지만 놀이의 특성상 어떤 놀이를 선택하느냐에 따라 평가되는 초등학생의 운동 능력은 상체 던지기 운동 능력 또는 하체 차기 운동 능력으로 평가의 중점이 크게 달라질 수 있다. 따라서 임상통계 전문가와 책임연구자는 계속적인 의사소통 과정을 통해 실험 목표에 더 적합한 실험 환경을 구체화해야 한다. 상체 던지기 운동 능력을 평가할 수 있는 피구놀이로 시험 환경이 결정되었다면 몇 명의 학생을 대상으로 할 것인지, 어떻게 팀을 나눌 것인지, 몇 번의 경기를 할 것인지, 심판 기준은 무엇인지 등을 구체적으로 결정해야 할 것이다. 또한 놀이판을 어떤 방법으로 그리는지, 넘지 말아야 할 곳이 어디인지, 공을 던지거나 움직일 수 있는 범위가 어디까지인지 등 구체적인 시험 조건과 결과 수집 방법도 제안할 수 있다.

훨씬 복잡하고 다양한 시험 목표와 평가 기준을 가진 임상시험은 전문성을 가진 임상통계 전문가가 적절한 임상시험 모델을 선택하고 임상시험 환경과 조건을 구체화해야 한다. 임상시험의 주요 종결점(Primary and Secondary endpoints) 달성 여부를 평가하기 위해서는 몇 명의 환자를 등록해야 하는지, 어떤 비율로 어떤 방식의 무작위 배정(Randomization)을 하는지, 약물의 용량은 어떻게 조절할 것인지, 어떤 데이터를 수집할 것인지, 시험 도중 어떤 조건의 경우에 시험을 중단할 것인지, 데이터를 어떻게 분석할 것인지, 데이터 모니터링 규칙 등은 임상통계 전문가가 결정해야 할 주요한 사항들이다. 임상시험의 모든 참여자는 이렇게 규정된 환경과 조건 아래에서 임상시험을 진행하는 것이다.

임상통계 전문가의 주요 업무는 아래와 같다.

- 전임상단계
  - 후보물질 선정 등 신약개발 계획 단계 참여: 통계 모델링(Statistical modeling) 또는 텍스트 마이닝(Text mining) 등 통계 기법을 이용해 시장 기회요인 및 후보물질 발굴
- 임상시험 계획 단계
  - 연구계획서(Study Protocol) 작성에 참여하여 임상시험 설계(Study Design), 임상시험 목표 구체화 및 평가변수 선정(Primary/Secondary endpoints)
  - 중도탈락률 등 데이터 손실을 고려한 표본수(Sample size) 결정
  - 무작위 배정(Randomization) 방법 및 배정률(Treatment assignment ratio) 결정
  - 통계분석 계획(Statistical Analysis Plan, SAP) 작성
  - 증례기록서 리뷰(CRF review)
- 임상시험 진행 단계
  - 임상시험 계획에 따라 또는 필요시에 중간 데이터 분석 및 보고
  - 안전성, 유효성 분석(Integrated safety and efficacy analyses) - 대규모 확증적 임상연구의 경우 중간 데이터 분석 수행 시에 중단규칙(Stopping Rules) 기준에 따라 임상시험 계속 여부를 통계적으로 판단
  - 약동학 및 약력학 분석(Pharmacokinetic and pharmacodynamic analyses)
  - 통계기법을 이용한 데이터 모니터링(Central statistical monitor-

ing), 위험도 기반 모니터링(Risk-based monitoring)

- 임상시험 종료 시
  - 수집된 잠긴 데이터(Locked datasets)에 대한 데이터 클리닝 후, 탑 라인 데이터(Topline Data) 생성
  - 최종적인 통계학적 유효성 및 안전성 검증(Topline results)
  - 임상시험 결과보고서 작성(Tables, Data listings, and Figures for clinical study reports)
  - 국제임상데이터표준컨소시엄(Clinical Data Interchange Standards Consortium, CDISC) 데이터 표준에 따라, 전자 자료 제출 및 리뷰를 위한 표준인 SDTM(Study Data Tabulation Model)과 수집된 전자 자료의 분석 위한 표준인 ADaM(Analysis Data Model)으로 데이터 형식 변환 후, FDA 데이터 제출 준비(FDA submission ready dataset packages)
  - 임상시험 결과에 대한 논문(Manuscript preparation) 작성

데이터 관리자(Data Manager)

데이터의 관점에서 보면, 임상시험은 신약개발을 위한 데이터를 수집하고 그 수집된 데이터를 분석하여 개발 목표 달성 여부를 증명하는 과정이라 할 수 있다.

임상시험 데이터 관리자의 업무는 임상시험의 각 단계에서 필요한 데이터가 무엇인지 판단하고, 그 데이터를 높은 품질로 확보하는 최선의 방법을 계획하고 실행하는 것이다. 즉, 데이터 관리자는 임상시험

에 관련된 데이터를 취합, 관리, 정리(클리닝)한 후, 논리적으로 정합되고 사용 가능한 데이터 형식으로 제공하는 역할을 한다. 이렇게 수집되는 데이터가 실시간으로 제공될 수 있다면, 임상시험 운영 과정에서 발생할 수 있는 심각한 문제점을 예방하거나 조기에 차단할 수 있고 전략적 의사 결정에 신속하게 활용될 수 있을 것이다.

통계 분야와 마찬가지로 글로벌 제약회사의 3상 임상시험의 데이터 관리는 주로 해외에서 이루어져 왔기 때문에 우리나라에서 임상 데이터 관리에 대한 중요성에 대한 인식은 이제 시작 단계라 할 수 있다. 현재 모든 대규모 임상시험은 여러 수준의 임상시험 데이터베이스 시스템을 사용하여 데이터 관리를 하고 있기 때문에, 아래 내용은 임상시험 관리 시스템(Clinical Trial Management System, CTMS)을 사용하는 것을 전제로 기술한다.

데이터 관리 분야에서 임상시험 프로젝트는 임상시험 관리기준(GCP, 내부 SOP 등)과 임상시험 계획서에 따라, 시험대상자 방문 일정(Study visit schedule)과 증례기록서 수집 및 평가 일정(CRF collection schedule, assessment schedule)을 확정하고, 이를 바탕으로 임상시험 수행과정에서 어떤 데이터를, 어떤 방법으로 수집하고 어떻게 그 품질을 유지하며 관리하는지에 대한 데이터 관리 계획(Data management plan)을 수립하는 것으로 시작된다.

개별 증례기록서(Case Report Form, CRF)[3]를 디자인할 때, 경험 있는 DM(Data Management) 그룹은 표준화된 CRF 라이브러리를 기반으로

3) 증례기록서란 임상시험 계획서에 따라 시험대상자들로부터 수집하는 정보를 기록할 수 있도록 만들어진 인쇄물이나 전자화된 서식을 말한다.

CRF를 작성하고, 개별 데이터 항목의 설정도 표준화된 절차(예를 들어 데이터 타입, 사이즈, 순서 등)를 따름으로써 사용자 오류 가능성을 최소화할 수 있는 설계를 진행한다.

CRF는 ① 단순하고 간결한 질문으로 알기 쉽게, ② 임상시험 계획서의 목적과 일치하고 최종 분석에 필요한 항목만을 포함하고, ③ 가능한 한 통계분석에 적합한 데이터 형식을 사용하며, ④ 데이터의 변경이 있을 때마다 작성자와 작성시기 등의 정보를 저장하는 등 임상 데이터 관리기준(Good Documentation Practice)의 ALCOA(Attributable, Legible, Contemporaneous, Original, Accurate) 원칙에 맞게 디자인해야 한다.[17]

초기부터 표준화된 데이터 형식을 사용하면, 시험 종료 후 SDTM(Study Data Tabulation Model, 전자 자료 제출 및 검토 표준), ADaM(Analysis Data Model, 전자 자료 분석 표준), CDE(Common Data Elements, 임상 데이터 표준) 등 규제기관에서 요구하는 여러 제출 형식으로 변형하기에도 용이하고, 규제기관이나 의뢰자(Sponsor)의 점검(Audit) 과정에도 대응하기도 쉽다. 증례기록서(CRF) 디자인 과정에서 입력되는 데이터에 대한 Edit check[4)]와 Skip logic[5)]의 설계도 함께 고려되어야 한다. CRF의 디자인이 완료되면 대표 책임연구자와 임상통계 전문가의 승인 후에 사용해야 한다.

---

4) 임상시험에 사용되는 컴퓨터 시스템(EDC, eCRF)에 포함되어 있는 데이터 유효성 확인 및 검증(Data validity and verification) 기능이다. 데이터 누락, 형식상의 오류, 또는 논리적 오류를 방지하는 기능을 한다.

5) 증례기록서 내 데이터 항목 간의 관계에 따라 즉, 상위 항목의 답변이 변경됨에 따라 하위 항목이 활성화 또는 비활성화되어 데이터 입력 오류를 최소화하는 기능이다.

임상시험 데이터 관리자는 일반적으로 아래의 업무를 수행한다.

- 임상시험 관리 시스템 선정
  - 임상시험에 사용되는 전자데이터 수집(Electronic Data Capture, EDC)-임상시험 관리 시스템(Clinical Trial Management System, CTMS)의 선정 과정에 참여하고, 시스템 개발에 필요한 시스템 규격서(System specification)와 사용자 요구서(User requirement) 작성
  - 반주문(Semi-custom) 형태 CTMS의 경우 시험대상자 방문(Study visit) 일정과 증례기록서(CRF) 등 필요 기능을 직접 프로그래밍
  - CTMS 개발이 끝나면, 시스템 검증(system validation)을 수행
- 데이터 관리 계획(Data Managemet Plan) 수립, 증례기록서(CRF) 디자인 및 검증
- 데이터 클리닝 및 질의 관리(Data cleaning and Query management) 등 임상시험 데이터 관리
- 심각한 이상반응(Serious adverse event, SAE) 관리
- 메디컬 코딩 업무
  - 이상반응(AE) 보고 위한 MedDRA(Medical Dictionary for Regulatory Activities)[18] 코딩
  - 시험대상자가 사용한 의약품 품목 및 성분 정보는 WHO 약물사전(WHO Drug dictionary) 코딩을 통해 보고
- 원격 데이터 모니터링 수행(Remote monitoring) - CTMS에 그 기

능이 포함된 경우

- EDC-CTMS 등 임상시험에 사용되는 시스템에 대한 사용자 교육 및 사용자 권한 관리 등
- 임상시험 종료 시 시험대상자 및 사이트 데이터 클리닝
- 임상시험 종료 시 데이터 베이스 잠금(Database lock) 및 문서 보존(Document archival)

임상시험용 의약품 관리자(Investigational Product Manager)

임상시험에 사용되는 시험약 또는 의료기기의 생산, 포장, 보관, 배포, 폐기 등 공급 전 과정을 관리한다. 임상시험 관리약사나 특화된 회사가 전문적으로 이 분야를 담당하는 경우도 많다.

임상시험 시험대상자 모집 계획에 따라 필요한 수량의 임상시험용 의약품(Investigational Product, IP)[6]을 그 제조 회사와 생산 일정을 조율하여 공급 계획을 수립해야 한다. 제공받은 임상시험용 의약품(IP)을 위한 레이블(Label) 출력 및 포장을 진행하고, 참여 사이트별로 요청받은 수량에 따라 배송하고 적정한 재고 수량을 유지한다. 적정 재고 수량은 계획된 사이트 개시 일정(Site initiation schedule)과 사이트별 시험대상자 모집 계획(Subject recruitment plan)의 시뮬레이션을 통해 산출

6) 시험군에 투여되는 시험약과 대조군에 투여되어 비교할 목적으로 사용되는 위약(Placebo) 또는 대조약(Comparator) 등 임상시험에 사용되는 의약품을 포함한다. 이 책에서는 임상시험용 의약품을 간략히 '시험약품' 또는 'IP'라 칭하기도 한다. '시험약'은 시험군에 투여되는 신약후보물질로 그 범위를 한정하여 사용하였다.

해야 한다.

임상시험용 의약품은 일반적으로 짧은 유효기간을 가진 소량의 배치로 생산된다. 따라서 시험약품의 유효기간 만료나 저온 유통체계(Cold Chain) 등 배송 중에 발생할 수 있는 문제점을 사전에 파악하고, IP 반송이나 폐기 등의 예상치 못한 문제 발생의 경우도 IP 관리 계획에 포함되어야 한다. 다국가 임상시험의 경우 지역별 또는 국가별로 복수의 생산 및 배포거점(Central pharmacy)을 운영해야 할 경우도 있기에, 수출입 및 통관 등의 문제를 반영하여 신중하게 계획해야 한다. 의약품에 관련된 대표적인 규제로는 의약품 유통관리기준(Good Distribution Practice, GDP)이 있다. 대규모 다국가 후기 임상시험에 있어서 IP 관리의 문제가 임상시험 지연 또는 결정적인 실패의 원인이 될 수 있기 때문에 임상시험 관리 시스템(Clnical Trial Management System, CTMS)과 통합된 IP 관리 시스템을 이용해 관리하는 것이 권장된다.

그 밖에도 사이트 소속 병원약사 교육을 위한 자료(임상약물 보관 및 준비 방법 등)를 작성하여 교육해야 하고, 사이트 내 눈가림(Blinding)된 팀원들과 일반적으로 눈가림 되지 않은 상태로 일하는 사이트 병원약사 간의 시험대상자 정보 공유를 어떻게 차단할 것인지도 고려해야 한다.

임상시험용 의약품은 고주의·고위험 의약품으로 분류되는데, IP 관리의 과정에서 의약품 처방 오류가 발생할 경우, 위약에 배정된 시험대상자에게 시험약이 제공되거나 반대로 시험약 대신 위약이 제공되는 임상시험의 질을 좌우하는 치명적인 사고가 발생할 수 있다. 즉, 시험대상자에게 할당된 군(Assigned treatment group)이 아닌 다른 잘못된 군이 배정되는 치료군 교차(Treatment cross-over)가 발생할 수 있기 때문에 모든 단계마다 철저한 절차적 통제(Procedure control)가 매우 중요하다.

규제과학 전문가(Regulatory Affairs Manager)

규제기관의 인허가와 관련된 업무를 담당하고, 전체 임상시험 참여자들이 법적, 규범적으로 요구되는 규칙을 준수하고 있는지 확인하고 관리한다. 구체적인 FDA 승인신청과 심사과정은 6장에서 구체적으로 다룬다.

- 임상시험 계획 승인신청(Investigational New Drug, IND)과 신약허가신청(New Drug Application, NDA)과 같은 FDA 인허가 업무와 관련된 문서를 작성, 유지, 관리하는 업무 수행
- FDA 사전상담제도와 관련된 미팅을 준비하고 참여
- 시험약과 유사한 적응증을 대상으로 하는 시판 약물 또는 개발 중인 다른 약물에 관한 정보를 수집하여 제공
- 시험대상자 모집 사이트에 요구되는 문서의 취합, 승인 및 관리
  - 사이트별로 요구되는 면허증: CAP/CLIA certification, Pharmacy license 등
  - 임상시험 심사위원회(IRB) 승인이 필요한 문서: 버전(Version)별 임상시험 계획서(Protocol), 시험대상자 동의서(Informed consent form), 임상시험 설명문(Participant study information sheet), 시험대상자 권리장전(Bill of Rights), 개인 보건의료정

보 사용승인(HIPAA authorization form) 등

- 연구자 선언서(Statement of Investigator, FDA Form 1572)
- 임상의약품 폐기에 대한 사이트별 관리지침(Institutional drug destruction policy/SOP) 등 기타 필요한 사이트 문서

• 사이트 내 연구팀원의 역할별로 요구되는 문서의 취합, 승인 및 관리
  - 연구자들의 약력(Curriculum Vitae, CV)
  - 의사·간호사 면허 또는 전문 면허(Medical/Professional license)
  - 임상시험 연구자에게 요구되는 교육 증빙: 임상시험 관리 기준(Good Clinical Practice, GCP) 교육, 인간대상연구에 참여하는 대상자의 안전과 권리 보호와 복지 향상을 위하여 필요한 연구자 교육(Human subjects protection training certification), CTMS 사용자 교육, 무작위 배정 교육 등
  - 재정적 이해상충 보고(Financial interest disclosure form)
  - 임상시험용 의약품(Investigational Product, IP) 관련 Pharmacy 교육 증빙
• 임상시험 심사위원회(IRB) 등에서 요구하는 문서 준비, 제출

EDC(Electronic Data Capture, 전자데이터 수집) - CTMS(Clinical Trial Management System, 임상시험 관리 시스템) 시스템 개발자

임상시험에 사용되는 임상시험 관리 시스템(CTMS)을 시스템 규격(System specification)과 사용자 요구(User requirements)에 따라 설계, 개발, 관리하는 업무를 담당한다.

아주 오랜 기간 임상시험 데이터는 종이 문서의 형태로 사이트에서 취합한 뒤, 이중 데이터 입력(Double data entry)을 통해 중앙 컴퓨터에 전자화된 형태로 변환, 저장되었다. 이렇게 중앙 컴퓨터에 저장하는 방식을 종이 문서 기반의 증례기록 방식(Paper-based Case Report Form)에 대비하여 전자 증례기록 방식(electronic CRF, eCRF)이라 한다.

인터넷이 보편화된 2000년 초반부터 임상시험에도 중앙집중식 입력 방식을 대신하여 개별 사이트에서 증례기록서(CRF)를 직접 웹 기반의 임상시험 전자데이터 수집(EDC) 시스템에 입력하게 되었다. 하지만 CRF 데이터 수집 이외의 기능은 별도의 시스템으로 구현된 경우가 많아, 무작위 배정을 위한 시스템(Interactive Web-based Randomization System, IWRS), 임상의약품 배정·배송 관리 시스템(IP Supply Chain Management System), 이상사례(Adverse Event, AE)를 보고하기 위한 이상사례 보고 시스템(Adverse Event Reporting System, AERS), 규제 관련 문서를 관리하기 위한 시스템(Regulatory Document Collection System), 계약 및 비용 관리를 위한 시스템 등 여러 개의 독립적 개별 시스템을 사용하여 임상시험을 수행하였다. 이렇게 서로 분리된 시스템에 의존하여 임상시험을 수행할 경우, 종료 시 각각의 시스템에 저장된 데이터를 통합(Data Merging and Reconciliation)하는 과정이 필요하였고, 데이터 간 상호 통합 및 검증에 어려움이 많았다. 분산된 정보와 데이터 간 불일치(Data discrepancy) 가능성으로 인해 임상시험 운영상의 심각한 이슈를 사전에 파악하기 어렵고, 중요한 의사결정 과정에 실시간 데이터의 반영이 불가능한 경우도 있다.

임상시험에 필요한 모든 기능을 하나의 단일 시스템으로 통합하여 개발된 것이 임상시험 관리 시스템(CTMS)이고, 이런 시스템 사용은 데이터의 유기적 관리를 가능하게 하여 임상시험 운영의 효율성을 비약적으로 향상시킬 수 있다. 이는 생산성 향상 및 업무의 효율화를 위해 생산·공급·고객·영업·인사 등 모든 경영 정보를 통합적으로 관리하는 전사적 자원관리(Enterprise Resource Planning) 시스템의 역할과 유사하다 할 수 있다. 특히 복잡한 임상연구 디자인에 기반한 대규모 다기관, 다국가 확증적 임상시험의 성공 여부는 완전히 통합된 CTMS의 선택이 그 성공을 좌우한다.

최근 많은 후기 임상시험은 그 시험 기간 단축을 위해 복잡한 시험 디자인을 도입하고 있다. 예를 들어 시험대상자 수, 시험대상자가 배정되는 군의 총 수, 시험대상자 군별 배정 비율 등이 임상시험 진행과정에서 수차례 변경되는 적응적 디자인(Adaptive design)이나 일정한 조건에서 추가적인 데이터 검토를 요구하는 안전성 위원회(Medical Safety committee) 또는 1차 종결점 판정 위원회(Central Adjudication Committee)를 운영하는 경우 등은 그 복잡성으로 인해 그러한 기능을 지원할 수 있는 시스템의 도움 없이는 관리가 매우 어렵다. 또한, 다국가 임상시험을 운영할 경우 각 국가별 규제기관(미국 FDA, 유럽연합 EMA, 캐나다

HealthCanada 등)에서 개별적으로 요구하는 많은 종류의 안전성 또는 규제 관련 문서를 임상시험 기간 동안 계속적으로 유효하게 관리하기 위해서, 또 국가별 수출입 규제 및 배송 문제로 지역별 · 국가별로 별도의 임상시험 의약품(IP) 관리가 필요할 경우에도 잘 설계된 임상시험 관리 시스템의 사용이 필수적이다.

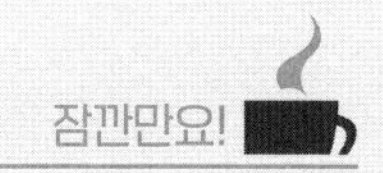

최근 국내 제약바이오 사의 임상 3상 실패에 대한 기사[19]에서 다음과 같은 인터뷰 내용을 보았다.

> "약 20여 년 동안 다양한 임상시험을 수행했고, 수천 개의 프로토콜이 돌아가는 곳에서 임상시험을 수행해 봤지만, 임상시험 실시기관(Clinical site)에서 임상 환자가 섞이는 경우는 단 한 차례도 보지 못했습니다. 글로벌 임상이 수행되는 기관과 관련 인력들은 일반적인 생각보다 훨씬 높은 통제와 안전장치 아래에서 임상시험을 수행합니다."

필자의 경험에 비추어 보면, 수천 개의 임상시험을 수행하는 동안 시험대상자 치료군 교차(Treatment cross-over) 오류 사례를 한 번도 보지 못했다는 것은 그 자체로 문제가 될 수 있다. 수천 개의 임상시험에서 수만~수십만 명에 이르는 시험대상자를 대상으로 임상시험을 진행하면서 치료군 교차 오류 사례가 한 번도 발생하지 않았을 확률보다는 그 문제를 포착·인지하지 못했을 확률이 훨씬 더 크기 때문이다. 물론 단정할 수는 없지만 실수하기 마련인 '사람'이 진행하는 임상시험에서 모든 사이트에서 실수 없이 수십만 명의 환자를 임상계획서에 맞게 치료하고 관리하는 것은 거의 불가능하고, 치료군 교차 사례는 생각보다 자주 발생한다. 가능한 한 모든 방법으로 그 발생을 최소화해야 하겠지만, 그와 병행하여 어떻게 치료군 교차 오류를 조기에 발견할 것인지, 유사한 사례를 절차적·시스템적으로 방지하는 방법은 무엇인지,

그 재발 방지책을 전체 사이트와 어떻게 긴급히 공유할 것인지 등을 전체 임상시험 참여자들이 함께 고민해야 한다. '악마는 디테일에 있다(The devil is in the detail)'는 말처럼 임상시험 계획서에 구체화되지 못한 사소한 절차의 변경을 통해 이러한 문제 발생 가능성을 낮출 수 있는 경우도 많고, 이는 임상시험 진행과정에서 인지되는 경우가 대부분이다.

임상시험 계획 단계에서도 시험대상자 Follow-up 실패와 함께 이러한 예외적인 Cross-over의 사례도 고려하여 표본의 수(Sample size)를 계산해야 한다.

메디컬 라이터(Medical Writer)

메디컬 라이터는 임상개발의 전체적 기획에서부터 시험 설계 관련 문서 및 규제기관 요구 문서 등 임상시험 수행과 관련된 주요 문서의 작성 및 수정을 담당한다.

임상시험을 통해 개발하려고 하는 임상시험용 의약품의 목표제품 프로파일(Target Product Profile, TPP)을 기반으로 임상시험의 대상 적응증, 연구 목표, 치료 절차 및 시험대상자 모집범위 등 핵심적인 내용을 의뢰자(Sponsor)와 대표 책임연구자, 임상통계 전문가 그룹과 함께 설정하고, 그 구체적 계획 및 실행 절차는 각 전문가 그룹과 협의하여 구체화시킨다. 관련 연구논문이나 기존 임상시험을 통해 발표된 자료에 대한 탐색과 분석에 많은 자원이 투여되고, 임상시험 중이나 완료 후에 투자자 정보 제공(Investor Relations, IR) 또는 저널이나 학회 제출을 목적으로 하는 문서 작성을 담당하기도 한다.

주요 업무는 아래와 같다.

- 임상개발 기획서(Clinical Development Plan): 임상연구의 전체적 개발 전략 구체화
- 시험 설계 관련 문서
  - 임상시험 개요서(Protocol Synopsis), 임상시험 계획서(Protocol)의 실무적 작성
- 규제기관 요구 문서
  - 시험대상자 동의서(Informed consent form)

- 예비환자군에게 제공되는 임상시험 소개자료(Patient Information Sheet)
- 임상시험 연구자 자료집(Investigator Brochure) 등

• 연간 보고서(Annual Report), 임상연구 보고서(Clinical Study Report, CSR)
• 주기적 안전 관련 보고서(Periodic Safety Update Report) 등

임상시험 실시기관(Clinical Site, 사이트) 연구자 그룹

임상시험에서 실제로 시험대상자를 모집하고 치료 절차를 수행(Treatment, Procedure Administration)하는 것은 개별적인 임상시험 실시기관(Clinical site, 사이트)[7]이기에, 높은 수준의 임상 운영 능력을 갖춘 사이트를 모집하는 것이 임상시험 성공의 가장 중요한 요소 중 하나이다. 개별 임상 사이트는 아래와 같은 연구 참여자들로 구성된다.

7) 임상시험 실시기관(Clinical site)에는 의과대학 부속의 의료센터(Academic medical center), 종합병원(Hospital), 병의원(Clinic), 특화된 전문병원(Children's hospital, Rehabilitation hospital 등), 재향군인병원(Veterans hospital), 1상 임상시험을 진행하는 임상연구유닛(Clinical Study Unit, Clinical Trial Unit) 등이 포함된다. 이후 임상시험 실시기관은 '사이트'로 명칭한다.

사이트 책임 연구자(Site Principal Investigator)

참여 병원 사이트의 총책임자로 시험대상자 모집, 검사 및 치료 등의 임상 운영과 함께 재정, 계약, 인사 등 사이트의 임상시험과 관련하여 전체적 관리 책임을 갖는다. 임상 사이트를 대표하여 임상시험 디자인에 대한 견해나 임상운영상의 문제점 등을 제기하여 임상시험 계획서(Protocol) 변경 등에 관여한다.

담당 연구자(Sub-Investigator)

사이트 책임연구자의 위임 및 감독하에 그를 보조하여 임상시험과 관련된 업무를 담당한다. 시험대상자의 모집과 진단, 검사 및 치료를 실제적으로 수행하고 관련된 결정을 내린다.

임상연구 코디네이터(Clinical Research Coordinator, CRC)

책임연구자와 담당연구자를 보조하여, 대상 적응증을 가진 환자를 스크리닝하는 등 시험대상자 모집 활동에 참여한다. 시험대상자 등록 후에는 방문 일정 조정, 필요 검사·치료 예약 및 시험약품 준비 등을 수행하고, 관련 데이터를 수집하고 임상시험 관리 시스템(Clinical Trial Management System, CTMS) 등에 입력한다. 연구 코디네이터(Study Co-ordinator) 또는 연구 간호사(Study Nurse)로 불리기도 한다.

병원 연구약사(Site Research Pharmacist)

임상시험용 의약품(IP)을 물류 허브(Logistics hub)로부터 수령한 후 적절한 시설에 저장하고, 필요할 경우 매뉴얼(Study Pharmacy Manual)에 따라 약물을 조제하여 임상시험팀에게 전달하는 업무를 수행한다. 제공되는 IP와 시험대상자에게 할당된 치료군(Assigned Treatment Group)을 중복적으로 확인하는 절차가 수립되어 교육되어야 한다.

규제 코디네이터(Regulatory Coordinator)

기관 임상시험 심사위원회(IRB)와 FDA 등의 규제기관에서 요구하는 문서의 취합, 제출 및 관리를 담당한다.

임상시험 대상자(Study Subject/Participant)

임상시험용 의약품 또는 의료기와 같은 임상적 개입(Intervention)의 수여자(Recipient)로서 임상시험에 참여하는 연구 대상자이다. 임상시험의 대상이 되는 병증 및 선정 조건을 만족시키는 환자나 건강한 자원자가 참여할 수 있고, 의뢰자(Sponsor)와 임상시험 실시기관은 시험대상자의 안전과 권리를 보장하는 제도와 절차를 확보해야 한다.

미성년자, 시설 수용자, 조직 위계상 거부하기 어려운 자, 극빈자, 응급환자 등 취약한 환경에 있는 대상자(Vulnerable subject)에 대해서는 특별한 보호가 필요하기에, 이들을 대상으로 하는 임상시험은 연구의 타당성과 권리보호에 대한 기관 감사위원회(IRB)의 심층적인 심의와 허가가 필요하다.

임상시험 관련 기관 및 위원회

규제기관(Regulatory Agency)

미국의 FDA, 유럽연합의 EMA, 미국 보건복지부(U.S. Department of Health & Human Services)와 같은 규제기관은 임상시험에 대한 시작을 승인하고, 그 결과가 시험약의 임상적·통계적 유의성과 안전성을 입증할 경우 시판을 허가한다. 임상시험 수행기간 중에 임상시험용 의약품의 이상사례를 계속적으로 모니터링하여 시험 참여자의 안전성을 확보하고, 최종 데이터 분석을 통해 유효성을 검증한다. 구체적인 심사 및 허가 절차는 6장에서 다룬다.

기관 감사위원회
(Institutional Review Board, Independent Ethics Committee)

임상시험에 참여하는 인간 임상시험 대상자(Human subject)의 권리와 안전, 신체적·정신적 건강성을 보호하는 것이 그 주요 활동 목적이고, FDA의 규제 대상인 모든 의약품 임상시험은 임상시험 심사위원회(Institutional Review Board, IRB)의 검토 및 승인이 선행되어야 한다(21 CFR Part 56).[20]

기관 감사위원회(IRB)는 임상시험 계획서(Protocol), 환자 동의서 등 주요 임상시험 문서를 승인하고, 기타 임상시험 참여자의 안전을 확보하기 위한 모니터링 기능을 담당한다. 따라서 연구계획서 변경 보고, 이상반응 등 안전성 보고, 기타 임상시험 주요 상황을 주기적이고 계속적으로 보고받고 검토 승인한다.

전문의, 간호사, 약사 등 의료계 위원과 시험대상자 대상군에 대한 이해가 높은 비의료계 위원, 사외 위원들을 혼합하여 5명 이상으로 위원회를 구성한다. 그 구성원들은 성별, 인종, 문화적 다양성을 갖추어야 하고, 의뢰자(Sponsor)와 재정적, 직접적 이해관계가 없어야 한다.

주요 업무와 권한은 아래와 같다.

- 임상시험 계획서(Protocol) 등 전체적인 연구 관련 서류를 검토 후 승인, 수정 요구를 포함한 조건부 승인, 비승인, 또는 이미 승인된 경우 종료를 명할 수 있다.
- 진행 중인 임상시험의 경우 연구자로부터 보고서 및 기타 문서를 제출받아 매년 최소 1회 이상 계속적으로 적절성을 검토해야 한다.
- 참여 연구자의 경력, 능력과 연구 시설이 임상시험에 적합한지를 검토한다.
- 환자 동의서의 문구, 동의서 수집의 수단과 절차, 법률적 대리인을 통한 동의서 수집 여부 등이 적절한지 검토한다.

- 시험대상자에 대한 재정적 보상과 지원 방법, 광고 문구와 수단이 적절한지 검토한다.
- 일반적인 IRB 제출서류
  - 임상시험 계획서 최초본과 수정본
  - 시험대상자 동의서 및 기타 시험대상자에게 제공되는 문서, 시험대상자 재정적 보상 방안
  - 임상시험 연구자 자료집(Investigator's Brochure), CVs, 기타 의료/전문 면허
  - 광고 및 선전 자료
  - 안전성 관련 자료

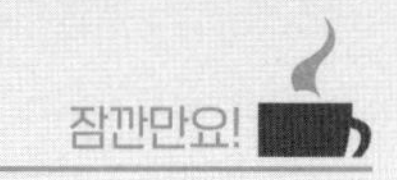

다기관 임상시험을 수행할 때, 모든 참여 사이트가 개별적으로 기관 IRB (Institutional local IRB)의 검토 및 승인을 받는 비효율적인 과정을 없애기 위해서 단일한 중앙 IRB(Central IRB)가 참여 임상 사이트를 대신해 그 적격성을 검토 및 승인을 하는 모델이 도입되었다.[21] 즉, 동일한 임상시험에 공통적으로 요구되는 많은 제출문서는 사전에 중앙 IRB의 승인을 받고, 개별 사이트는 사이트별로 요구되는 추가 문서만 제출하도록 하여 승인 절차를 간소화하는 것이다.

하지만 기대했던 만큼의 중앙 IRB 모델의 효율성 및 빠른 승인 절차가 실현되고 있지는 않다. 예를 들어 임상 사이트가 소속되어 있는 기관 IRB들은 각각의 임상시험별로 중앙 IRB와 임상시험 과정에서 발생할 수 있는 법률적 분쟁 가능성을 최소화하기 위해 복잡한 법률적 검토 절차를 거쳐 합의(Legal Agreement) 과정을 거친다. 이에 더해 중앙 IRB에서 요구하는 모든 서류에 대해 많은 수의 기관 IRB들은 승인 권한이 없음에도 불구하고, 중앙 IRB 제출 이전에 사전 검토(Administrative Pre-review)하는 경우가 많다는 점에서 승인 절차 간소화라는 목적을 이루지 못하고 있는 실정이다.

임상시험 운영위원회(Trial Executive Committee)

대표 책임연구자(Project PI), 프로젝트 매니저, 의뢰자(Sponsor), 임상통계 전문가, CRA 책임자 등 핵심적인 임상시험 참여자들로 구성되며 임상시험의 전반적 운영을 관리하는 위원회이다. Clinical Study Steering Committee 또는 Coordinating Committee 등 다양한 명칭으로 불리며, 연구와 관련된 중요한 의사결정을 내린다.

과학적 자문위원회
(Scientific Advisory Board, Scientific Review Board)

해당 병증 또는 임상시험에 전문적인 지식을 갖춘 전문가 자문 그룹으로 구성된다. 임상시험 계획 단계에서부터 과학적, 임상적 견해를 제시하고 예상되는 문제점이나 그에 대한 대안을 권고한다.

독립적 데이터 모니터링 위원회
(Independent Data Monitoring Committee, IDMC)

데이터 및 안전성 모니터링 위원회(Data and Safety Monitoring Board, DSMB), 임상연구 감사 위원회(Clinical Study Oversight Committee) 등의 이름으로 운영되고 임상시험 진행 단계에서 시험대상자의 안전과 약물의 효능에 대한 데이터를 모니터링하고 의학적, 통계학적 권고를 임상시험 운영 위원회에 제공하는 독립적인 전문가 위원회이다. 일반적으로 의뢰자(Sponsor)와 이해관계가 없는, 해당 적응증 및 환자군에 대한 임상적 전문성이 있는 전문의와 통계전문가 각 1명을 포함하는 최소 3명 이상의 투표권이 있는 위원으로 구성되고, 필요할 경우 독성학자 또는 약리학자를 포함하여 구성한다. 경우에 따라서는 의뢰자(Sponsor), 임상시험 수탁기관(CRO), 대표 책임연구자 그룹을 대표하는 멤버들이 투표권 없이 참여할 수도 있으나 눈가림(Blinding) 해제된 데이터에는 접근할 수 없다.

이 위원회는 아래 세 가지 주요 책무를 수행한다.

- 임상시험 데이터를 평가 및 분석하여 시험 참여자의 안전성과 약물 효능을 모니터링
- 전반적인 운영 및 환자 모집 등 진행 상황을 평가
- 임상시험의 계속, 수정 또는 중지를 의뢰자(Sponsor)에게 권고

임상시험 진행 전에 이 위원회를 언제, 어떤 형식으로 조직할 것인지, 제공되는 데이터의 범위 및 임상시험 계속 진행을 판정하는 기준, 의사결정의 방법 등을 사전에 계획해야 한다.

주요 종결점 판정 위원회(Endpoint Adjudication Committee)

의학적 또는 진단학적 전문가로 구성되고, 임상시험 계획서에 따라 표준화 · 최적화된 기준으로 시험대상자의 안전성이나 일차 종결점(Primary efficacy endpoint)에 대한 '독립적'이고 '중복적'인 최종 평가를

수행한다. 여기서 '독립적'이란 시험대상자 정보로부터 유리된(Blinded), 편향적이지 않은(Unbiased), 표준화된 평가를 진행한다는 의미이고, '중복적'이란 개별 사이트에서 진행된 시험대상자 안정성이나 일차 종결점 평가에 더하여 주요 종결점 판정 위원회가 추가적인 평가를 진행한다는 의미이다. 개별 사이트와 판정 위원회 간 평가 의견이 서로 상이할 경우 최종 평가위원(Final Adjudicator)을 통해 한 차례 더 평가를 진행하여 조율하기도 한다.

적지 않은 경우에 시험대상자의 안정성 평가와 약물 효과 판정이 사이트별로, 담당 연구자별로 다를 수 있다. 예를 들어 이상반응의 중증도(AE Grade) 평가나 심각성(Seriousness) 판단 기준, 뇌졸중 환자의 재활 정도에 대한 평가(Modified Rankin Scale)는 평가자의 주관적 기준에 따라 달라질 수 있고, 특히 다국가 임상시험의 경우 국가별 판정 및 치료 기준의 차이로 인해 그 격차가 더욱 커질 수 있다. 따라서 독립적이고 중복적인 평가 과정을 통해 일차 평가변수에 대한 객관성과 과학적 근거를 확보하는 것이 필수적이다.

Central Adjudication Committee, Clinical Endpoint Committee, 또는 Medical Monitoring Committee라는 이름으로 운영되기도 하고, 시험대상자의 안전성만을 검토하는 위원회의 경우 의료 안전성 모니터링 위원회(Medical Safety Monitoring Committee)로 지칭하기도 한다.

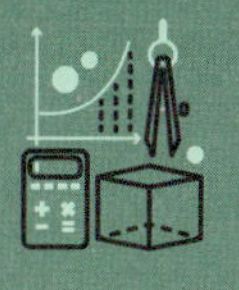

3장

임상시험 디자인에 대한 이해

임상시험은 기존 약물이나 치료법에 대비하여 새로운 임상적 개입(Clinical intervention)의 효과와 안전성을 증명하고, 그로부터 기대되는 혜택이 감당해야 하는 위험에 비해 충분히 크다는 것을 확인하기 위해 수행한다.

따라서 임상시험은 이러한 목적을 성공적으로 달성할 수 있도록 여러 핵심적 디자인 요소들을 고려하여 과학적으로 설계되어야 한다. 즉 ① 연구 목표의 정확한 측정과 분석이 가능하도록 과학적 질문으로 구체화하고, ② 편향(Bias)과 교란변수(Confounding factor)의 발생가능성을 최소화하거나 그 영향을 완화시킬 수 있는 절차를 도입하며, ③ 임상운영의 효율성을 확보하고, ④ 임상시험 대상자의 실험약물에 대한 안전성을 최대한 보장하는 방안 등을 고려해 디자인하여야 한다.

임상시험은 연구 목적과 그에 따른 연구 디자인 및 분석 방법 등을 포함하여 작성된 임상시험 계획서(Protocol, 프로토콜)에 따라 수행된다. 따라서 과학적인 근거를 기반으로, 체계적이고 세밀하게 설계된 임상시험 계획서는 임상시험의 성패를 좌우할 수 있을 만큼 중요한 요소라 할 수 있다. 그럼에도 불구하고 임상시험 디자인의 개념과 구성 요소를 이해하고, 어떻게 임상시험 디자인을 시작할지 막막한 것이 현실이다.

임상시험 의뢰자(Sponsor)의 입장에서 많은 비용을 지불하여 임상시험 수탁기관(CRO)에게 연구를 맡기는 경우, 임상시험 디자인부터 신약 승인까지의 모든 과정이 순조롭게 진행될 것이라 상상하는 경우를 많이 보아 왔다. 특히 임상시험 디자인에 대한 인식이 부족하여 강 건너 불구경하는 것처럼 불이 나고 있는 것이 내 집인지 옆집인지 구분조차 못하고 있는 현실이 적지 않은 바이오 회사에서 벌어지고 있는 것이다.

임상개발의 핵심이자 마지막 관문인 임상시험은 많은 비용과 자원의 투자를 필요로 하고, 또 사람의 생명과 안전을 담보로 하기에 쉽게 그 도전을 결정할 수 없다. 따라서 오랜 시간 동안 많은 전문가들이 모여 토의하고 여러 가지 가상 시나리오를 만든 후, 다양한 임상시험 설계 방법에 따라 수많은 시뮬레이션(Simulation) 작업을 거쳐 가장 과학적이고 합리적인 디자인을 선택하는 과정을 거쳐야 한다.

임상시험 디자인의 궁극적인 목적은 연구 수행 과정에서 편향(Bias)과 오류(Error)[1] 발생의 가능성을 최소화하거나 그 영향을 완화시켜 신

1) 오류(Error)에는 통계적 에러(또는 랜덤 에러 Random error - 무작위적이며 예측할 수 없는 변동에 의해 생기는 오류)와 시스템적 에러(Systematic error - 시스템상의 잘못으로 경향성을 가지고 발생하는 오류)를 포함한다. 또한 실질적 약물효과를 제외한 외부 환경요인에 의한

약 후보물질의 유효성과 안전성을 정확하게 측정하고 분석할 수 있도록 하는 것이다.

예를 들면 임상시험 대상자에게 임상적 개입(Clinical intervention, 새로운 약물·치료법·의료기구 등)을 적용한 후 효과의 크기를 측정하였을 때, 실질적 변화의 폭이 충분히 큼에도 불구하고 변화를 감지해내지 못하거나, 이와 반대로 실질적인 변화가 없거나 소폭의 변화임에도 불구하고 그 차이가 충분히 큰 것으로 잘못 결론지을 수 있다. 이렇듯 사실과 다른 결과를 도출해 내는 경우를 통계적 오류(Statistical error)라 하며, 이런 잘못된 오류 가능성을 최소화하기 위해 통계 전문가들은 다양한 임상시험 디자인과 통계적 오류를 보정할 수 있는 통계분석 방법을 개발해 왔다.

이제부터 임상시험 계획서를 작성하는 데 있어 필요한 핵심적인 원칙과 주요 구성 요소를 살펴보고, 기본적인 임상시험 디자인 개념을 이해해 보자.

영향도 넓은 의미에서 오류에 포함된다. 그 중에 임상시험의 설계, 수행 또는 분석과정에서 발생하는 시스템적 에러(Systematic error)를 편향(Bias)이라 한다. 임상시험 계획서에는 예상 가능한 편향과 오류의 가능성을 최소화할 수 있는 절차와 규정들을 가능한 자세하고 철저하게 기술하여 임상시험에 적용될 수 있도록 해야 한다.

임상시험 디자인의 기본 원칙

임상시험은 연구 목적 달성을 위해 필요로 하는 시험 절차(Experimental process)의 오류 가능성을 최소화하는 방향으로, '적절하고 잘 제어된(Adequate and Well-controlled)' 형식에 따라 설계해야 한다. 미국연방규정집 Title 21의 Part 314.216(Cod of Federal Regulation Title 21 Part 314.126)[22]에 따르면 '적절하고 잘 제어된(Adequate and Well-controlled)' 임상시험 디자인은 다음과 같이 규정된다.

- 임상시험의 목표를 분명히 기술하고, 통계적 분석 방법을 구체적 명시
- 임상적 개입(Clinical intervention) 효과에 대한 계량적 평가를 수행하기 위하여 대조군(Control group)과의 비교를 적용한 디자인 사용
- 임상시험의 해당 적응증과 조건을 가진 환자가 시험대상자로 선정될 수 있도록 적절한 임상시험 대상자 선정기준과 절차 수립
- 시험대상자의 대조군 또는 시험군 배정 시 두 군 간의 비교성(Comparability - 성별, 나이, 병증의 심각성, 병증의 기간, 시험약품 이외의 약물 치료 등의 측면에서)을 보장하고 편향(Bias)을 최소화하는 배정 방법 사용
- 시험대상자, 임상시험 연구자 그리고 데이터 분석가 등 임상시험 주요 참여자들의 편향(Bias)을 최소화하는 적절한 장치(예를 들어 눈가림, 무작위 배정 등)를 마련
- 시험대상자의 약효에 대한 반응 및 이상반응(Adverse event) 등에

대한 평가 기준과 방법은 구체적이고 신뢰할 수 있어야 하고, 규제기관과 합의된 표준(Standards)을 준수

- 시험약 효과 평가에 적절한 통계분석 방법을 사용하고, 관련 변수를 고려한 군(Group) 간 비교(Comparability) 분석, 중간 데이터 분석(Interim data analysis) 영향[2)] 등을 고려한 통계분석 계획 수립

임상시험 디자인의 구성 요소

임상시험 디자인의 기본 문서인 임상시험 계획서(Protocol)는 아래와 같은 구성 요소를 갖추어야 한다.

- 연구 배경 및 과학적 근거, 시험약의 잠재적 위험 및 기대 이익
- 연구 목적 및 종결점
- 연구 디자인
- 시험대상자 등록 및 철회
- 시험약품: 시험약품의 형상, 제조, 포장, 배송, 용량, 처방 절차 등
- 연구 절차, 평가 방법 및 시험대상자 방문 일정
- 안전성 평가 및 모니터링: 이상반응 정보 수집 및 보고 절차, 데이터 모니터링 계획 등

---

2) 집단축차 디자인(Group sequential design)을 사용할 경우 중간 데이터 분석(Interim data analysis)의 빈도와 사용된 유의확률(p-value)은 임상시험 최종 데이터 분석 시 사용하는 유의확률(p-value)의 값에 영향을 미칠 수 있다.

- 통계적 고려사항
- 품질 보증 및 품질 관리: 임상시험 전반에 대한 품질 감독 절차
- 연구 대상자 보호 및 윤리성: 윤리 기준, 임상시험 심사위원회(IRB) 구성, 시험대상자 동의 절차, 개인 건강 정보(Personal Health Information, PHI) 보호 등
- 데이터 관리 및 보호: 데이터 수집, 관리, 보호 방안 등
- 연구 관리: 리더십 구성, 조직도, 업무 분장, 독립적 데이터 모니터링 위원회(IDMC)와 여러 판정 위원회(Adjudication Committee) 등 각 위원회 역할과 운영

이 중 다섯 가지 영역(연구 목적 및 종결점, 연구 디자인, 시험 대상자 등록 및 철회, 통계적 고려사항, 그리고 데이터 관리 및 보호)을 임상시험 디자인에 있어서 보편적으로 적용되는 개념을 중심으로 살펴보도록 하겠다.

연구 목적 및 종결점(Study objectives and Endpoints)

연구 목적은 목표 적응증(또는 환자군), 시험 약품명(또는 치료법, 의료기구 등), 평가 방법을 포함한 짧은 한두 문장으로 제시한다. 예를 들면 아래와 같다.

A 프로젝트: '이 연구는 ○○○ 환자에 대한 XXX 약물의 효능(Efficacy)을 평가하기 위해 시행한다. 약물의 효능은 약물 최초 투여 14일 후에 YYY 지표 측정을 통해 평가된다.'

B 프로젝트: '당 연구의 주목표는 ○○○ 환자의 재활과 교육을 위한 원격의료(Tele-health) 시스템 사용의 유효성을 평가하기 위함이다.'

C 프로젝트: '당 연구의 목표는 AAA 조건을 가진 BBB 환자의 치료에 있어, CCC 약물의 안전성 및 약동학적(PK) 특성을 평가하기 위함이다.'

위와 같이 추상적인 임상시험 연구 목적은 통계적 분석과 가설검증이 가능한 평가지표로 구체화되어야 한다. 시험약에 대한 판매 허가를 받기 위해서는 약물의 유효성과 안전성을 객관적으로 증명해야 하고, FDA와 같은 규제기관은 제출된 데이터와 그 통계분석 결과가 임상시험 계획서(Protocol)상의 연구 목적과 최종 종결점(Endpoint)에 부합하는지를 판단한다. 따라서 연구 목적은 임상적(Clinical), 통계적(Statistical)으로 입증 가능한 1차(Primary), 2차(Secondary), 또는 탐색적(Exploratory) 종결점으로 구체화되어야 한다.

(1) 1차 종결점(Primary endpoint)

1차 종결점이란 연구 주목표(Primary objective)에 부합하고 가설검증이 가능한, 정량화된 평가변수를 사용해 대조군과 비교하여 평가하는 종결지표를 말한다. 이는 임상시험의 성공과 실패를 가름하는 가장 중요한 종결 지표이다.

위에 예시된 세 가지 연구의 목적은 아래와 같이 1차 종결점으로 구체화될 수 있다.

A 프로젝트: 'XXX 약물의 효과(Efficacy)는 YYY 지표의 시험약

투여 전(Baseline) 대비 약물 투여 후 14일에 측정된 값의 변화량으로 평가한다.'

B 프로젝트: '○○○ 환자의 재활 치료 전(Baseline) 대비 치료 시작 후 30일에 측정한 RRR 시험 스코어의 변화 크기를 1차 평가지표로 한다. RRR 스코어가 높을수록 환자의 독립적 생활 가능성이 더 높다.'

C 프로젝트: '시험약 투여 후 48시간 내에 용량제한독성(Dose-Limiting Toxicity; DLT) 반응을 보인 시험대상자의 수를 대조군에서의 그 수와 비교하여 약물 안전성을 평가한다.'

(2) 2차 종결점(Secondary endpoint)

2차 종결점은 가설 검증이 가능하도록 정량화되어야 하고, 임상시험의 부목표(Secondary objective, 이차목표)에 맞게 규정돼야 한다. 예시된 세 가지 연구의 목적은 아래와 같은 2차 종결점을 가질 수 있다.

A 프로젝트: 'XXX 약물의 안전성을 확인하기 위해, 치료 기간(약물 투여 후 14일) 동안 발생하는 ZZZ 이벤트와 심각한 이상반응의 횟수와 심각도를 모니터링한다.'

B 프로젝트: '○○○ 환자의 재활 치료 시작 후 60일에 RRR 스코어를 측정해 장기적인 영향력을 확인하고, ○○○ 병증과 재활 훈련 간의 관계에 대한 설문을 실시하여 그간의 교육 효과를 분석한다.'

C 프로젝트: '시험약 투여 후 30일 내에 발생한 심각한 이상반응

(Serious adverse event)을 보인 시험대상자의 수 비교, 최초 시험약 투여 후 3일간 매일 구획분석(Compartmental analysis)을 이용해 CCC에 대한 약동학적(PK) 특성 분석을 진행한다.'

(3) **탐색적 종결점**(Exploratory endpoint)

임상시험 수행의 직접적인 목적은 아니나 향후 관련 연구를 위한 예비적 정보를 얻기 위해 분석하는 평가변수로, 다른 종결점과 같이 정량화 · 표준화 된 변수를 선택해야 한다.

연구 디자인

거리에서 멋진 제복을 갖춰입은 군인이나 경찰들을 마주친 적이 한 번쯤은 있을 것이다. 그들의 제복을 살펴보면 계급장이나 부대마크, 그리고 제각각 특별한 훈련이나 경력을 상징하는 휘장이 새겨져 있음을 알 수 있다. 보통의 사람들에게는 알 수 없는 표식에 지나지 않지만 그들에게는 '공수 · 특공훈련'이나 '무술 유단자'를 상징하는 자랑스러움의 상징일 것이다. 마찬가지로 임상시험도 짧은 단어들을 나열함으로 그 디자인 방법과 특성을 간략하게 요약하여 설명하기도 한다.

'XXX 증후군의 대동맥 확장증에 대한 ○○○ 약물의 효과 연구를 위한 2상, ① 무작위 배정, ② 위약군 대비, ③ 이중 눈가림, ④ 다기관, ⑤ 평행연구, ⑥ 적응적 임상시험'의 예를 통해 각 연구 방법론의 의미를 간단히 살펴보자. 이 2상 임상시험은 XXX 증후군의 대동맥 확장증에 대한 ○○○ 약물의 효과를 확인하기 위해 아래의 연구 디자인 방법을 사용한다.

① **무작위 배정:** 시험대상자를 순차적으로 시험군과 대조군에 배정하는 것이 아니라 일정한 알고리즘에 따라 무작위로 배정(Randomized allocation)하여 편향(Bias)을 줄이기 위함이다.

② **위약군 대비:** 시험약에 의한 치료 효과와 질병의 자연적인 변화나 기타 환경요인으로 인한 상태 변화를 구분하기 위해, 시험군을 위약군에 대비(Placebo-controlled)하는 방법을 사용한다.

③ **이중 눈가림:** 눈가림(Blinding)이란 시험대상자가 어떤 군에 배정되었는지를 알지 못하게 함으로써, 시험약의 치료 효과가 아닌 외적 요소(시험대상자의 기대, 사이트 연구자의 관리상의 차별 등)가 그 결과에 영향을 미칠 수 없도록 하는 것이다. 어떤 군에 배정되었는지, 시험대상자 본인만 알지 못하는 단일 눈가림(Single blind), 시험대상자와 사이트 연구자 그룹이 알지 못하는 이중 눈가림(Double blind), 그리고 최종 결과 평가위원(Outcome adjudicator)과 통계 전문가까지 포함한 대부분의 연구참여자가 배정된 군에 대한 정보를 알지 못하도록 디자인하는 삼중 눈가림(Triple blind)으로 구분된다.

④ **다기관:** 두 개 이상의 사이트에서 실시될 경우 다기관(Multicenter) 임상시험이라 한다. 다기관 임상시험을 통해 지역적으로 다양한 인구학적 특성을 가진 시험대상자를 더 신속하게 모집할 수 있는 장점을 갖는다. 무작위 배정에 있어 사이트 층화(Stratification)

를 고려해야 한다.

⑤ **평행연구:** 여러 군(Group) 간의 대비 연구 방법으로는 평행연구(Parallel group)와 교차연구(Cross-over)가 대표적이다. 평행연구란 시험대상자가 하나의 군에 배정된 후에 임상시험 종료 시까지 동일한 군을 유지하는 것이고, 교차연구란 시험대상자가 하나의 군에 배정되어 임상시험을 진행하다가 일정 시점에 휴지기(Washout period)를 거쳐 다른 군으로 이동하여 참여하는 방법이다.

⑥ **적응적 디자인:** 적응적(Adaptive) 디자인이란 임상시험 진행 중에 중간 분석(Interim analysis) 과정을 통해 시험대상자의 범위 변경, 표본수 변경, 시험군 변경, 무작위 배정 비율 변경, 계속적인 시험 진행 여부에 관한 결정 등을 가능하게 하는 설계방법이다. 단, 모든 변경 가능성은 사전에 계획된 조건에 따라 결정되어야 하고, 통계적 검증 과정을 거쳐 그 필요성을 인정받아야 한다.

일반적으로 ① - ⑤의 조건을 만족시키는 경우, 과학적으로 설계된 임상시험 디자인으로 인정된다. 예외적으로 상기 조건을 만족시킬 수 없을 경우 그 이유를 설명하고 대안을 제시해야 한다.

시험대상자 등록 및 철회

임상시험에 참여하는 대상자의 선정과 제외기준, 시험대상자 모집과 유지(Retention) 방안, 시험대상자 등록 및 철회 절차 등의 내용을 포함한다.

(1) 시험대상자 선정 및 제외기준(Inclusion and exclusion criteria)

임상시험 연구 목적에 가장 적합한 환자군이 포함될 수 있도록 선정 및 제외기준을 구체화한다. 초기 임상시험에는 가능한 한 동일한 조건의 시험대상자가 참여할 수 있도록 선정기준을 엄격하게 제한하는 것이 바람직하고, 후기 2상(2b) 이후의 후기 임상시험에서는 시험약의 최종 목표제품 프로파일(Target Product Profile, TPP)의 목표 집단(Target population)에 맞는 좀 더 넓은 범위의 대상자가 참여할 수 있도록 기준을 완화하는 것이 일반적이다. 이는 시험대상자 모집을 더 용이하게 하고, FDA의 인구학적 다양성 요구를 충족시킬 수 있다.

(2) 시험대상자 모집과 유지

대상 적응증을 가진 환자 스크리닝 절차, 시험대상자 등록에 요구되는 문서(Informed consent form, Participant study information sheet 등) 및 동의·등록 절차를 기술하고 필요할 경우, 시험대상자의 법적 대리인(Legally authorized representative)을 통한 동의 절차와 다국가 임상시험의 경우 영어 및 참여국가의 언어를 사용한 동의 절차도 포함한다.

임상시험에 등록을 마친 시험대상자의 중도 탈락의 기준, 프로토콜 위반 정도 및 시험약물 투약 순응도에 따른 분석대상 포함여부, 시험대상자 안전과 관련된 예상되는 중대한 이상반응 등에 대해 기술한다. 임상시험 진행 전반에 걸쳐 시험대상자를 중도탈락 없이 정해진 시험대상자 방문 일정에 따라 임상시험이 종료될 때까지 안정적으로 관리하고 유지하는 계획을 포함한다.

(3) 시험대상자 권리 및 철회 절차

시험대상자의 권리장전(Bill of Rights)과 임상시험 과정에서 발생할 수 있는 위험 요인, 그에 대한 의료적, 법적 권리를 고지하는 절차를 기술한다. 그리고 어떤 이유로든 임상시험 도중에 시험 참여 철회가 가능함을 알려 주어야 하고, 그 철회 절차에 대한 설명을 포함해야 한다.

시험대상자의 자발적 철회(Consent withdrawal)와 함께 중도탈락(Termination) 조건도 사전에 구체적으로 계획되어야 한다. 예컨대 시험대상자의 사망이나 심각한 부작용(Serious adverse event, SAE) 등 안전성에 관한 문제가 발생한 경우, 중대한 임상시험 계획서 위반(Protocol violation), 시험대상자와 연락이 불가능한 경우(Lost to follow-up), 사이트 연구자의 판단 등의 사유로 중도탈락을 할 수 있다.

통계적 고려사항

이 섹션에는 임상시험의 규모, 수집 데이터의 범위와 분석 계획, 무작위 배정 방법 등을 포함하여 통계적 주요 고려사항을 기술한다. 많은 경우 구체적인 내용은 통계분석 계획서(Statistical Analysis Plan, SAP)에 별도로 작성된다.

(1) 통계분석 계획

어떤 데이터를 시험대상자로부터 수집하고, 어느 시점에, 어떠한 유효성 및 안전성 평가변수에 대해, 무슨 통계 기법을 사용하여 분석할지를 기술한다. 분석한 데이터에 대한 요약 및 보고의 형식, 결측치(Missing value) 처리 방법, 사용할 통계 프로그램 등에 대한 정보도 포함한다.

(2) 표본수(Sample size)

임상시험의 규모를 결정하는 표본수는 임상시험의 1차 종결점의 가설 검증을 위해 충분한 검정력(Statistical power)을 갖도록 정한다(ICH E9 3.5 Sample size).[23] 표본수 산출은 시험약의 기대되는 효능의 크기, 대조군 대비 임상적으로 유의미한 효능의 차이, 주 평가변수 분석에 사용할 통계 기법, 검정력의 크기, 예상되는 중도탈락률 등을 고려하여 충분히 여유 있게 결정해야 한다. 단 표본수가 커지면 임상시험에 투입되는 시간과 비용이 비례하여 증가하므로, 현실적 여건과 검정력을 함께 감안하여 결정한다.

(3) 무작위 배정(Random assignment)

임상시험 성공 여부에 미치는 영향력에 비해 무작위 배정 방법론과 그 실행계획은 임상시험 디자인 과정에 있어 상대적으로 간과되어 온 분야이다. 무작위 배정의 목적은 시험대상자를 가능한 한 ① 비결정적(Undeterministic)인 방법으로 시험군에 배정하고, ② 주관적 개입을 방지(Unbiased)하고, ③ 시험군(Treatment groups)간 그리고 층화 변수(Stratified covariates) 간의 균형적 배분(Balancing)을 유지하는 것이다.

임상시험 디자인 단계에서 목표로 한 검정력과 표본수를 유지하면서 무작위 배정의 목적(Undeterministic, balanced, and unbiased randomness)을 달성하기 위해 다양한 무작위 배정 방법론들이 연구되어 왔다. 다른 방식들에 비해 상대적으로 쉽게 적용할 수 있는 단순 무작위 배정(Simple randomization), 순열화블록 무작위 배정(Permuted block randomization)에서부터 최근에는 무작위 배정을 위한 시스템(IWRS) 도입을 통해 블록 항아리(Block urn), 최소 충분(Minimal sufficient), 편향 동전(Biased coin), 반응 적응적(Response adaptive) 무작위 배정 등 복잡한 무작위 배정 알고리즘들이 사용되고 있다. 잘 설계된 무작위 배정 알고리즘은 가장 작은 수의 시험대상자 모집을 통해 통계 전문가가 사전에 설계한 분석목표를 달성하도록 돕는다.

초기 임상시험에 비해 후기(2상, 3상) 임상시험은 더 높은 수준의 시험 디자인 설계와 통계적 요구 조건을 충족시켜야 한다. 예를 들면 1상 임상시험은 시험약의 안전성 평가를 중심으로 진행되기 때문에 약물의 유효성 판단을 위한 가설 검정과 표본수 산출, 검정력 계산 등을 생략할 수 있고, 이와 관련된 설계적 특성이 요구되지 않는다. 반면, 후기 임상시험의 경우 유효성 검증을 위해 여러 가지 추가적인 통계적

절차와 방법론[3]을 고려해야 한다.

데이터 관리 및 보호

임상시험 데이터 관리의 시작과 끝은, 임상시험 수행 목적에 부합되고 통계학적으로 분석 가능하거나 과학적으로 유의미한 데이터를 취합하고 관리를 하는 것이다.

일반적으로 임상 데이터 관리를 임상시험 계획서(Protocol)가 만들어진 이후 시작되는 데이터 수집과 관리의 과정으로 단순화시키는 경우가 많으나, 데이터는 수집 이전에 먼저 통계적으로 분석 가능한 데이터인지, 임상시험 수행 목적에 필수적인지, 오류 가능성과 데이터 완결성을 해칠 가능성은 없는지를 임상시험 계획서 및 데이터 관리 계획 작성 과정에서부터 고려해야 한다. 경험 많은 데이터 관리자가 디자인한 증례기록서(Case Report Form, CRF)는 수집 과정에서 데이터 오류를 최소화하고, 데이터 클리닝과 분석 과정을 용이하게 만들어 준다. 이런 과정을 통해 수집, 관리, 분석된 임상 데이터는 임상시험 계획서상의 여러 과학적 질문들에 대해 답해주는 유의미한 정보로 전환될 수 있다.

---

3) 표본수 계산(Sample size calculation), 검정력 분석(Power analysis), 시뮬레이션(Simulation), 중간분석(Interim analysis), 준수분석(Adherence and retention analysis), 다중성 보정(Multiplicity adjustment), 위약군 대비(Placebo-controlled), 무작위 배정(Randomization), 눈가림(Blinding) 등의 통계적 기법을 후기 임상시험에서는 적절히 적용해야 한다.

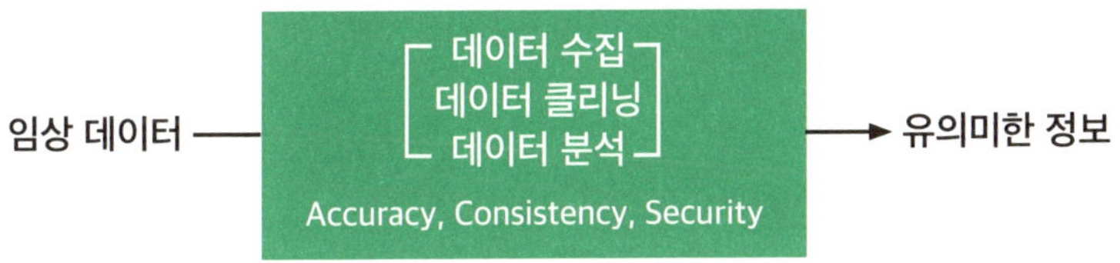

임상시험 계획서상 선정된 시험디자인 및 시험대상자 방문 일정(Study visit schedule)에 따라 증례기록서 수집 일정(CRF collection schedule)을 수립한다. 데이터 관리자는 예정된 방문 일정(Study visit)별로 수행되는 임상적인 측정, 시험, 평가 또는 진단 등에 따라 수집되는 증례기록서를 결정하고 수집의 조건(예, 필수적 또는 선택적 수집, 특별한 조건에 따른 수집 등)을 명시해야 한다.

	Baseline	In-Treatment			Discharge	Follow-up		End of Study
		Day 1	Day 2	Day 3		1 Month	2 Month	
Enrollment	X							
Demographics	X							
Labs	X	X	X	X	X	O	O	
Vitals	X	X	X	X	X	X	X	
Randomization	X							
IMP Administration		X	X	X				
Adverse Events	X	X	X	X	X	X	X	
Primary Assessment	X	X	X	X	X	X	X	
Secondary Assessment	X	X	X	X	X	C	C	
End of Study								X

* X: Required, O: Optional, C: Conditional

증례기록서(CRF)는 ①표준화된 양식을 사용하고, ②3C (Clean, Concise, Consistent) 원칙을 준수하고, ③논리적 흐름에 따라야 하며, ④텍스트 데이터 수집을 최소화하여, ⑤시험대상자 방문 스케줄과 치료 절차에 따라 디자인한다.

임상시험 유의성 판단: 임상적 유의성과 통계적 유의성

임상시험 계획서(Protocol) 작성 시에 모든 연구자들이 함께 고민해야 할 점은 임상적 유의성(Clinical significance)과 통계적 유의성(Statistical significance) 간의 균형이다.

확증적(Confirmatory) 임상시험을 성공적으로 수행하여 통계적 유의성을 입증하였지만 임상적 유의성을 간과한 결과를 제출하였다면, FDA는 후보물질에 대한 판매허가를 승인할까? FDA의 구체적 승인 조건에 대해 논하기 전에 우리가 명심해야 하는 것은 통계적 유의성의 의미이다. 어떤 임상시험 후보물질이 그 약효의 크기에 상관없이 실제로 유의미한 효능이 있다고 가정한다면 충분한 검정력(Power)을 가질 수 있는 표본의 크기(Sample size)가 확보될 경우, 매우 높은 확률로 통계적 유의성을 증명할 수 있다. 예를 들면 후보물질이 시장에서 판매 중인 경쟁 약물 대비 약효 개선의 크기가 아주 작더라도 표본의 크기가 충분히 크다면, 임상시험을 통해 통계적 유의성을 입증할 가능성이 매우 높다는 의미이다. 통계적으로 작은 약효의 크기를 입증하기 위해서는 그에 비례하여 더 많은 시험대상자를 모집해야 하고, 신약개발 회사는 그에 따른 비용 증가를 감당해야만 한다. 하지만 높은 비용을 감당하고 통계적 유의성을 입증하더라도 이는 FDA의 허가를 보장하는 충분조건이 될 수 없다. FDA는 통계적으로 유의한 약효의 크기가 임상적으로도 유의성을 가지는지 판단하기 때문이다. 새로운 약물 효과의 크기가 임상의, 외부 전문가, 환자 단체 간의 합의된 기준을 충족시키지 못하거나 그 외에 특별한 이익(사용편의성 또는 안전성 등의 현저한 개선)이 기대수준을 넘지 못한다면 후보물질에 대한 시판을 허가하지 않을 것이다.

반대로 통계적 유의성을 입증하지 못하였지만 임상적 유의성을 보이는 경우에는 어떨까? 1차 평가변수의 유의성을 입증하지 못했으나 2차 및 기타 탐색적 평가변수에 대한 분석결과가 종합적으로 임상적 유의성을 보여주는 경우를 생각해볼 수 있다. 예를 들면 표준치료법(Standard of care) 대비 전체생존율(OS: Overall Survival) 30%의 개선효과를 목표로 한 1차 평가변수를 입증하지 못하였으나 다른 평가변수[중환자실 입원기간 20% 개선, 삶의질(QOL) 20% 개선]에서 통계적 유의성을 입증한 경우, 1차 평가변수의 유의성을 입증하기 위한 충분한 검정력을 확보하지 못하여 발생하는 2종 오류(Type 2 error)로 인한 결과인지를 따져볼 수 있을 것이다. 평가변수의 수가 많아질수록, 교란변수(Confounding factor), 결측치(Missing value), 이상치(Outlier) 등의 처리로 인한 통계적 보정(Statistical adjustment)이 과도해 질수록, 이런 문제가 발생할 가능성은 높아진다.[24] 하지만 기본적으로 1차 평가변수의 유의성 입증에 실패했기 때문에 FDA는 추가적인 임상시험을 통해 통계적 유의성을 입증할 것을 요구할 것이다. 아마도 어떤 의뢰자(Sponsor)는 2차 평가변수와 탐색적 평가변수의 통계적 유의성이 성공적으로 입증되었기 때문에, 그 결과에 의거하여 재설계된 임상시험은 매우 높은 확률로 성공할 것이라 기대할 것이다. 하지만 많은 경우 기대하는 결과를 얻지 못한다.[25]

이러한 마주하고 싶지 않은 실패의 가능성을 최소화하기 위해서는 임상시험 디자인의 초기 단계에서부터 경험이 풍부한 전문가 집단의 철저한 계획이 필요하다.

잠깐만요! 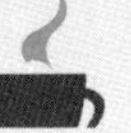

미국 임상시험 등록 웹사이트(ClinicalTrials.gov) 이용하기

임상시험 디자인 개념을 이해하는 가장 좋은 방법은 실제 임상시험을 수행하기 위해 작성된 임상시험 개요서(Protocol Synopsis)나 임상시험 계획서(Protocol)를 많이 살펴보는 것이다. 관련한 정보를 많이 얻을 수 있는 ClinicalTrials.gov 이용 방법을 소개한다.

전 세계의 주요 임상시험이 등록되어 있는 이 웹사이트를 이용하면 개발 목표로 하는 시험약과 유사한 적응증을 대상으로 진행 중인 임상시험 정보를 얻을 수 있고, 개발약물의 향후 시장 경쟁이나 잠재적 가치 평가를 위한 기본 정보를 얻을 수도 있다.

1. ClinicalTrials.gov에 접속한 다음 검색창에 찾고 싶은 정보를 입력한다. 코로나바이러스 감염증과 관련된 임상시험을 찾고 싶다면 'Covid-19'를 Condition or disease 창에 입력하고 [Search]를 누른다.

NIH U.S. National Library of Medicine
ClinicalTrials.gov
Find Studies ▾ About Studies ▾ Submit Studies ▾ Resources ▾ About Site ▾

ClinicalTrials.gov is a database of privately and publicly funded clinical studies conducted around the world.

Explore 344,170 research studies in all 50 states and in 216 countries.

See listed clinical studies related to the coronavirus disease (COVID-19)

ClinicalTrials.gov is a resource provided by the U.S. National Library of Medicine.

IMPORTANT: Listing a study does not mean it has been evaluated by the U.S. Federal Government. Read our disclaimer for details.

Before participating in a study, talk to your health care provider and learn about the risks and potential benefits.

Find a study (all fields optional)

Status
○ Recruiting and not yet recruiting studies
● All studies

Condition or disease (For example: breast cancer)

Other terms (For example: NCT number, drug name, investigator name)

Country

Search Advanced Search

Help | Studies by Topic | Studies on Map | Glossary

좀 더 정교한 검색을 원한다면 [Advanced Search]를 사용한다. 최근 FDA 허가를 받은 SK바이오팜의 뇌전증 신약과 관련된 임상시험을 찾고 싶다면 병명인 'Epilepsy'를 Condition or disease 창에, 약물명인 'cenobamate'를 Other terms 창에, 'SK'를 Sponsor/ Collaborator 창에 넣어 검색하자.

2. 다음과 같이 검색 결과를 얻을 수 있다. 필자가 검색한 결과 Covid-19 관련 임상연구는 2,378개를 찾을 수 있었고, SK바이오팜의 뇌전증 신약 cenobamate 관련해서는 5개의 결과를 찾았다.

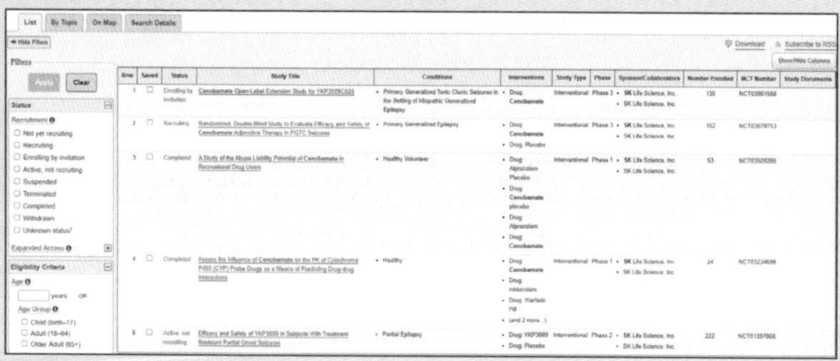

3. 컴퓨터 모니터의 제한된 공간 때문에 모든 정보를 충분히 볼 수 없기에, 원하는 검색 결과를 얻었다면 엑셀 다운로드 기능을 사용하면 데이터 분석이 용이하다. 예를 들면 'Covid-19', 'vaccine' 관련 임상연구를 검색하면 필자가 검색한 당시에는 141개의 결과를 얻었다. 검색결과 화면의 [Download]를 누르면 다운로드 조건을 설정하기 위한 새로운 창이 열린다. 필요한 조건(All found studies, All available columns, Comma-separated values)을 선택하고 [Download]를 누르면 모든 검색결과를 엑셀 파일로 다운로드할 수 있다. [Advanced search]의 기타 검색조건을 적

절히 이용하면 좀 더 목적에 맞는 정보를 얻을 수 있기에 여러가지 시도를 해볼 것을 추천한다.

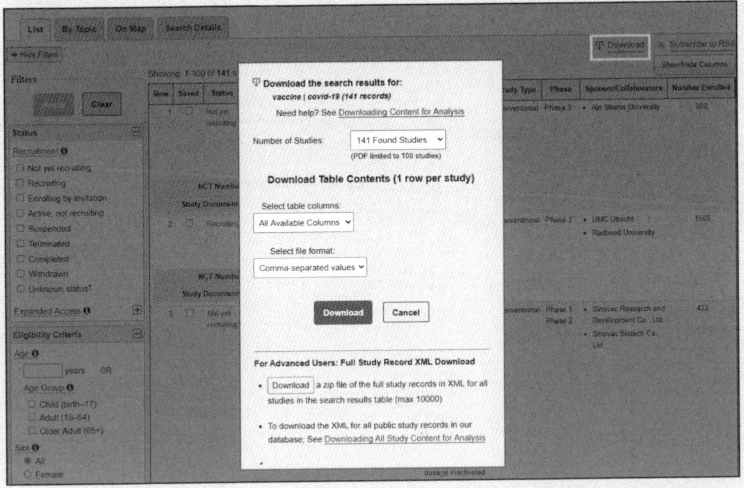

4. 주요 국가마다 임상시험 등록 웹사이트를 별도로 운영하고 있기에 필요시 별도로 확인하자.

EU: https://www.clinicaltrialsregister.eu/ctr-search/search

일본: https://rctportal.niph.go.jp/en/

중국: http://www.chictr.org.cn/searchprojen.aspx

WHO: https://www.who.int/ictrp/en/

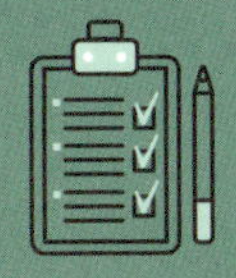

4장

임상시험 수탁기관의 선정과 관리

1990년까지는 대부분 연구중심 대학이 수행하던 임상연구의 관리 및 운영을, 이미 다수의 다국적 제약 바이오사들은 임상시험 수탁기관(Contract Research Organization, CRO)을 통해 수행하고 있고, 그에 더하여 연구 개발, 생산, 판매 등 더 많은 기능을 특화된 계약 서비스 제공 업체(Contract Service Provider)들에게 외주화하고 있다.

우리나라의 제약 바이오 회사들도 글로벌 임상시험을 수행하기 위해서는 현지 임상시험 수탁기관(CRO)을 선정하여 외주화하는 것이 현실적이다. 임상시험 성공의 가장 중요한 요소 중 하나인 좋은 CRO를 찾기 위해서는 많은 경험과 시간이 필요하기에, 가장 효과적인 CRO 선정 방법과 유의할 점에 대해 소개한다.

임상시험 수탁기관(CRO) 선정 제대로 하기

임상시험 수탁기관(CRO) 선정은 성공적 임상시험 수행을 위해 내려야 할 가장 중대한 결정이다. 아무리 유망한 신약물질을 갖고 있을지라도 잘못된 CRO 선정으로 그 운영에 실패한다면 임상시험에 투입된 비용과 자원의 손실에 더하여 의뢰자(Sponsor) 회사의 존립 자체에도 악영향을 미치는 경우가 많기 때문이다.

CRO 선정은 임상시험 계획 초기 단계부터 충분한 시간적 여유를 가지고 시작해야 한다. CRO 선정의 단계는 아래와 같이 간략화할 수 있다.

1단계	2단계	3단계	4단계	5단계	6단계	7단계
Pre-screening 사전 스크리닝	RFP 제안 요청서	Proposal Q/A 제안서 질의응답	Scoring 제안서 평가	Bid defense 입찰 방어	Detailed documentation 구체 문서화	Contract 계약

1단계: CRO Pre-screening

- 누구에게 임상시험을 맡길 것인지, 그 후보군을 간추리자

큰 다국적 제약회사에 비해 작은 규모의 한국의 제약 바이오사들은 초기 임상을 해외에서 수행해야 할 경우 그 경험이 부족하거나 해외 임상시험 수탁기관(CRO)과 전략적, 협력적 관계가 아직 수립되지 않은 경우가 많다.

자격 있는 CRO에 대한 사전 정보가 없다면 어느 CRO를 고려 대상으로 해야 할지, 매출 상위의 대형 업체를 높은 비용에도 불구하고 고려 대상에 포함해야 할지, 어느 CRO가 대상 병증에 대한 전문성이 있는지 등 많은 고민을 하게 될 것이다. 이런 경우에는 여러 CRO에 그 회사의 기본 정보를 요청하는 것(Request for Information, RFI)으로 첫 번째 단계를 시작하자. 이 과정을 통해 대략 아래의 일반정보를 얻을 수 있을 것이다.

- CRO 개요: 조직도 및 주요 경영진 정보(Top management), 본사와 지사의 위치, 임상시험 관련 시설
- 제공하는 서비스의 범위
- 경험 있는 대상 적응증 및 임상 분야별 전문성
- 재정 및 보험 관련 정보
- 인력 상황 등 인사정보와 임상시험 관리기준(GCP) 교육 등 준수(Compliance) 정보
- 기존 고객 회사 리스트

만약 관련된 구체적인 정보를 추가로 요구한다면 계획하고 있는 임상시험에 적합한 CRO인지 더 쉽게 알 수 있을 것이다. 예컨대 소규모 1상 항암시험에 경험 있는 팀원이 있는지, 메디컬 이미징(Medical Imaging)을 1차 평가변수로 한 임상시험에 경험이 있는지 등 특정 분야의 경험과 노하우(Know-How)를 함께 묻는다면 CRO 스크리닝이 더 용이할 것이다.

대형 글로벌 CRO의 경우 예상되는 높은 비용 때문에 엄두가 나지 않는 것이 사실이다. 하지만 많은 대형 CRO들이 특정 분야에 특화된 자회사, 또는 부티크(Boutique)형 CRO를 가지고 있는 경우도 많다. 예컨대 업계 상위회사인 IQVIA [2016년 말 퀸타일즈(Quintiles)와 IMS 헬스(IMS Health)의 합병을 통해 설립]의 경우, IQVIA Biotech를 통해 상대적으로 규모가 작은 Oncology(종양학), CHD(심장혈관), Dermatology(피부병학), Ophthalmology(안과학) 등의 특정 임상시험 분야만을 전략적으로 운영하기도 한다. 따라서 작은 바이오 회사라는 이유나 초기 임상시험이라고 해서 대형 CRO를 그 선택 대상에서 미리 제외할 필요는 없다.

쉽게 간과하는 요소 중 하나는 CRO의 재정적 건전성과 인력의 안정성이다. 임상시험은 많은 경우 수년 이상의 긴 시간 동안 진행되기에 CRO의 재정적 위기나 잦은 인력의 변화는 임상시험 전체의 위기를 야기할 수 있다.

2단계: RFP(Request for Proposal)

- 최대한 공들여 구체적으로 작성하라

1단계 과정을 거쳐 5~6개의 CRO로 후보가 좁혀졌다면 이제는 해당 CRO에 보낼 제안요청서(Request for Proposal, RFP)를 작성할 단계이다. 제안요청서(RFP)란 후보에 오른 CRO들을 상대로 보내는 일종의 '입찰 공고'와 같은 것으로, 계획하고 있는 임상시험 관련 기본 정보를 담아야 한다.

CRO로부터 구체적이고 현실성 있는 제안서를 얻기 위해서는 의뢰자(Sponsor) 측에서는 공개 가능한 필요 정보를 최대한 제공해야 한다. 기본적으로 아래의 정보 및 문서가 포함되어야 한다.

- 임상시험을 계획하게 된 과학적, 임상적 배경과 목적
- 임상시험 계획서 개요(Synopsis) 또는 계획서(Protocol)
- 시험대상자 주요 검사 종류 및 치료 일정
- 연구 목표 달성을 위한 마일스톤(Milestone)과 일정(Timeline): 주로 진행 단계별 목표 달성(예, IND 승인 목표일, 첫 임상시험 개시일, 첫 시험대상자 모집 목표일, 시험대상자 50% 모집 목표일, Topline 목표일 등)을 포함
- CRO 각 팀에 기대하는 역할과 책임, 용역 서비스 범위와 요구사항: 예를 들면 IP 공급과 관리, 배송을 CRO가 담당할 것인지, 인허가(Regulatory affair) 관련 사항을 CRO에게 요청할 것인지, 사이트 선정 및 계약, TMF 관리 등 기대하는 서비스의 범위
- 주요 팀 구성원과 벤더 계약(Vendor subcontract) 정보를 요청하고, 특별하게 요구하는 인원과 경력에 대한 구체화(예컨대 Senior 이상의 CRA, Principal 이상의 임상통계 전문가 등)
- EDC(Electronic Data Capture)-CTMS(Clinical Trial Management System) 등 임상시험에 사용될 시스템 명세, 무작위 배정 시스템(Interactive Web-based Randomization System, IWRS) 등 특화된 기능을 원한다면 기술
- 유사 병증 및 디자인의 임상시험에 참여한 구체적인 실적(Clinical

Trials. gov Identifier) 요청

- 특별한 요청사항, 예상되는 문제점 등 기타 주요 정보

위의 내용을 중점적으로 명시하되 제안서의 형식과 내용, 평가 기준, 제출 기한 등 의뢰자(Sponsor)가 원하는 특별한 양식이나 가이드라인이 있다면 제공한다.

충분하고 정확한 정보를 사전에 제공하지 않으면 CRO는 가능한 한 단순한 가정(Assumption)을 기반으로 제안서를 작성할 것이고, 제출된 CRO 예산안이 실제 비용과 현저한 차이를 가져올 수 있다.

3단계: Proposal Q&A

- 충분히, 서슴없이 질문하라

의뢰자(Sponsor)가 제안요청서(RFP)을 작성하여 보내면 그 정보에 근거하여 CRO는 제안서를 작성한다. 일반적으로 제안서 작성을 위해서는 근무일 기준으로 최소 15~20일 이상 소요되기에 여유 있게 계획하는 것이 좋다. 그 기간 동안에 CRO는 예비 타당서 조사(Feasibility study)를 통해 목표 시험대상자 수 달성을 위해 몇 개 사이트를 모집해야 하는지, 요구되는 서비스의 범위를 수행하기 위해 어떤 팀이 구성되어야 하는지, 예상되는 문제점은 무엇인지 등을 고려하여 가상의 팀을 구성하고 예상 사이트 수, 주요 팀원들의 이력서, 예상 비용과 옵션 등을 포함한 제안서를 작성하여 제출한다.

제안서 형식과 내용에 대한 가이드라인을 제공하였더라도 서로 다

른 가정(Assumption)과 기준으로 인해 CRO별로 제출된 제안서의 내용을 직접적으로 비교하기 어려울 수도 있다. 어쩌면 많은 경우 제출된 제안서에 누락된 정보를 여러 차례 추가적으로 요청해야 할 것이다. 예컨대 생소한 EDC-CTMS를 사용하고 있을 경우, 법규(21 CFR Part 11)[26]에 적합한 시스템인지 그리고 시스템 검증과정(System Validation)을 통과하였는지 질의해야 할 것이고, 사이트 모니터링의 빈도와 사용기법(Onsite, Central, Risk-based monitoring)에 대해 구체적인 기술을 요구해야 할 수도 있다. 질의응답(Q&A) 단계를 거쳐 제출된 모든 제안서는 상호 객관적으로 비교 평가될 수 있는 수준으로 구체화되어야 한다.

4단계: Scoring

- 무엇을 기준으로 CRO를 평가할 것인가

CRO 선정 평가의 기준은 임상시험을 수행하기 위해 공통적으로 필요한 공통지표(General indicator)와 스터디의 특별한 성격에 따른 특화지표(Project specific indicator)로 나눌 수 있다. 공통지표에는 표준작업지침서(Standard Operating Procedure, SOP) 등 업무 표준화 지침의 유무, GCP 교육, EDC-CTMS 준수 등 임상시험 운영을 위해 보편적으로 요구되는 능력이 포함된다. 특화지표는 해당 적응증과 치료 영역에 대한 경험 유무, 특별한 스터디 디자인에 대한 팀원의 경험 유무 등 개개 임상시험의 특성에 따라 달라질 수 있는 평가지표이다. 이러한 지표들을 포함하여 아래의 예와 같이 평가표를 작성한다.

CRO 평가표 예시

분류	평가 항목	구체적인 내용	가중치	평가 점수
General	신뢰도	CRO의 재정적 건전성, 역사, 기존 client 등 평가	10%	
	표준화된 업무지침 *1	SOP 등 표준화 업무 지침을 가지고 있는가?	5%	
	교육/ Compliance	GCP 등 규제기관에서 요구하는 교육 수행 여부	5%	
	지원팀군 일반능력	지원팀(PM/DM/IP/RA)원들의 임상시험 능력	5%	
	EDC-CTMS	EDC-CTMS 시스템의 수준은 어떠한가?	10%	
	팀 구성원 안정성 *2	CRO전체 및 해당 팀 이직률 검토	5%	
	협업과 소통능력	의뢰자(Sponsor)와의 의사소통 빈도 방법이 체계적인가? 협업에 있어서 예상되는 문제점은 없는지?	5%	
Study Specific	사이트/ 환자모집 계획 및 타임라인 준수	Feasibility study를 통해 본 사이트 및 시험대상자 모집계획이 현실적인가? 임상시험 종료 목표일이 실현 가능한가?	10%	
	치료영역 및 해당 적응증에 관한 임상팀 경험 *3	유사한 치료 영역 내 적응증에 대한 경험이 있는가? - CV 등을 통해 특히 Stat/CRA팀을 중점 확인	10%	
	특별히 요구되는 임상설계 능력 *4	특별한 임상시험 능력 및 경험이 있는가? 예, 임상시험 계획서 설계 및 작성이 가능한가? Bayesian adaptive design이 가능한가?	10%	
	다국가 임상시험 경험 *5	다국가 임상시험이라면 해당 지역에 대한 임상시험 수행 및 허가에 대한 경험이 있는지?	10%	
	예산 타당성	예상 소요 금액이 스폰서의 예산과 적합한가? 사이트 비용은 포함되었는가? 추가 서비스를 요청할 경우 추가비용 청구기준은 무엇인가?(Time and Material or Hourly FTE)	15%	

위의 예와 같은 CRO 평가표를 작성할 때, 계획하고 있는 임상시험의 종류나 성격에 맞추어 포함시켜야 할 평가지표와 그 가중치가 달라져야 한다. 객관적 평가기준으로 포함될 수 있는 많은 평가지표 중에 임상시험 계획서를 근거로 하여 그 중요도와 우선 순위에 따라 10개 내외의 지표를 선정하여 평가표를 작성한다.

위에 예시된 평가표 항목들은 필자의 경험상 중시해야 할 지표들을 기준으로 작성하였고, 몇 개의 개별 항목에 대한 선정 이유와 그 배경에 대해 아래에 자세히 기술한다.

*1. 주저 없이 표준 운영 절차서(Standard Operation Procedure, SOP)를 요구하라.

ICH-GCP[1]등 여러 가이드라인은 CRO나 사이트에서 갖추어야 할 SOP의 종류와 그 내용을 제시하고 있다. 경험 많은 CRO는 규제기관이 요구하는 SOP 이외에 내부적 필요에 의해 더 세밀하게 구체화된 SOP나 업무 절차서(Work procedure)를 보유하고 있고, 그 내용을 살펴보면 CRO의 업무 수준과 품질을 예측할 수 있다.

예컨대 데이터 분석과 통계 리포트 작성 시 오류를 방지하기 위해 독립적인 중복 통계 프로그래밍 또는 상급자의 검토(Senior review)를 규정한 SOP를 갖추고 있는지를 확인할 수 있을 것이다. 또는 임상 데이터의 오류 또는 조작 여부를 감지하기 위한 데이터 관리·통계·모

1) International Conference on Harmonization-Good Clinical Practice, 의약품규제조화위원회(ICH)에서 제시한 인간대상연구에 대한 지침으로 1996년 제정되고, 2016년 11월 개정(R2)된 지침 공개

니터링팀의 SOP 보유 여부 및 그 절차에 대한 질의를 할 수 있을 것이다. 임상시험의 핵심 부서 중 한 팀의(예를 들어 PM과 통계팀) SOP 리스트와 그 내용을 요구하여 부분적으로만 검토해도 그 회사 전체의 업무 수준을 추측할 수 있다.

잠깐만요!

알다시피 미국은 SOP의 나라이다. 발생 가능성이 아주 적은 어쩌면 수십 년에 한 번 발생할 수 있는 자연재해나 재난 상황에 대한 SOP도 의무적으로 매년 업데이트하고, 그 규정에 맞추어 매년 가상 연습을 하기도 한다. 새로운 CRO에 들어가면 4주에서 6주간 업무절차에 대한 교육 방법으로 해당 부서의 SOP와 업무 절차서를 읽도록 하고, 이 기간 동안에는 팀 내 사정이 아무리 급해도 교육 과정이 끝날 때까지 기다린다. 즉, SOP만 주어진다면 업무를 수행할 수 있도록 필요한 거의 모든 절차들이 문서화되어 있다. 마찬가지로 주요한 업무를 다른 기관에 위탁할 경우 그 기관의 SOP나 주요 절차에 대한 질의는 일상적이다.

필자가 노스캐롤라이나 주립대학의 임상통계 연구소의 통계 팀장으로 일할 때, 대규모 NIH Network 스터디의 National Data Management Center 선정 프로젝트에 제안서를 제출하는 등 입찰 과정에 참여하였다. 대략 10여 개의 2/3상 임상시험을 통합적으로 운영하는 네트워크의 중앙 데이터 센터 선정 프로젝트이었기에, 미국 내 주요 ARO(Academic Research Organization)들과 CRO들이 이 연구 프로젝트에 지원하였다. 우리 연구소 또한 25년 이상의 연구 역사와 미국 Top 5의 우수한 임상통계 연구자원을 가지고 있었고, 네트워크 대표 책임 연구자(Protocol Principal Investigator) 중 한 명이 같은 대학교에 있었기에 모두 낙관적인 전망을 가지고 있었다. 하지만 결과는 참패였다. 가장 큰 이유를 불충분한 SOP 때문이었다. 연구소 인력의 경력과 능력은 출중했지만 그동안 습관처럼 수행했던 절차들이 SOP 등으로 문서화되어 있지 못하여 각 부서의 역할과 업무를 객관적이고 구조적으로 보여줄 수 없었던 것이다.

*2. CRO의 직원 이직률을 알고 있는가?

2/3상 임상시험은 짧으면 2년에서 5년 이상의 기간 동안 운영된다. 매우 낮은 CRO의 인력 유지율(Retention rate)을 고려할 때[2], 당신의 임상시험을 계획 단계에서부터 Topline 결과 도출, 승인의 단계까지 동일한 팀이 지속적으로 관리해 줄 확률은 매우 낮다. 의뢰자(Sponsor)의 입장에서 높은 이직률은 곧 프로젝트의 불안정한 운영 및 실패의 단초가 될 수 있다. 한 명의 연구 담당자가 타 회사로 떠나면 회사에 남아있는 다른 팀원들은 후임자가 들어오기 전까지 그 업무를 임시로 담당하지만 기존 업무의 부담 때문에 적절한 업무 성과를 보여주기 어렵다. 이로 인해 업무를 추가적으로 맡은 팀원도 이직을 꿈꾸게 되는 악순환이 생기기도 한다.

특히 통계팀은 임상시험 디자인에 관여하고 그 설계 및 분석 계획에 따라 임상시험 운영 중 및 종료 후에 데이터 분석을 해야 하기에 담당 팀원의 이직은 큰 부정적 영향을 미친다. 임상시험의 전체적 운영을 담당하는 프로젝트 매니저 그룹의 이직 또한 심각한 영향을 미친다. 특히 임상시험 종반에 팀원들이 이직할 경우 그 스터디의 Topline 결과물을 기한에 맞추어 보고하는 데 큰 문제가 생길 수 있다.

실제로 필자가 레스큐(Rescue)팀으로 투입된 임상 2b상 프로젝트의

---

2) 한 기사에 따르면 2018년 미국 CRO 소속의 CRA 이직률이 30%에 이르렀다. 이는 2014년 이후 4년간 약 25%에 머물렀던 수치에 비하면 4% 이상 높아진 것이다. 높은 이직률은 CRO에 소속된 대부분의 직군에서 공통적으로 보여지는 경향이다.
BusinessWire, High Levels of Turnover Plague CRO Companies, as Rates Escalate
https://www.businesswire.com/news/home/20200107005822/en/High-Levels-Turnover-Plague-CRO-Companies-Rates

경우, 통계분석 직전에 담당 통계팀원이 사직하자 다른 여러 명의 통계팀원이 교체 투입되었고, 해당 스터디 설계의 복잡성으로 인해 결국 모두 퇴직하여 통계 산출물 작성에 많은 시간과 노력을 들였던 기억이 있다. 필자의 경험으로는 평균 2년 정도의 시간이 지나면 함께 프로젝트를 시작한 통계팀 동료를 찾기가 어려웠고, PM, DM, RA, CRA 등 CRO 내 다른 분야에서도 동일한 경험을 하였다. 심한 경우엔 과거의 팀 동료가 경쟁사의 대표로 입찰회의(Bid Defense Meeting)에서 만나는 경우도 있었다.

CRO의 현재 인력 유지율을 고려함과 동시에 높은 이직률에 대응하기 위한 CRO의 대비 방안도 확인해야 한다. 주요 업무별로 최소 두 명 이상의 팀원이 주/보(Primary/Secondary) 관계로 함께 일하도록 계획하고 있는지, 팀원 사임이 발생하였을 경우 얼마나 빠르게 보충하고 전력화할 수 있는지 등을 확인하자. CRO에 비해서 ARO(Academic Research Organization)의 경우 연구 자원이 대학 교직원이기에 훨씬 안정적인 팀워크를 기대할 수 있다.

*3. 임상시험을 하려는 치료 영역과 적응증(Indication)에 따라 CRO 선정이 달라져야 한다.

어떤 적응증을 위한 임상시험인지(예를 들어 항암제인지, 치매 치료약인지, 당뇨병 약인지 등)에 따라 CRO의 선택이 달라져야 한다.

CRO 중에는 특정 적응증과 치료 영역에 특별한 노하우(Know-How)를 갖고 있는 CRO가 있다. 광범위한 의학 분야에서 특정 임상적 분야와 적응증에 대한 누적된 경험과 노하우는 무시할 수 없는 변수이다. 비싼 비용에도 불구하고 경험 많은 글로벌 CRO를 찾는 이유이기도 하다.

항암제 임상을 준비 중이라면 당연히 항암제 스터디에 풍부한 경험이 있는 CRO를 찾는 것이 안전하다. 예컨대 동일한 1상이라 하더라도 교차 식이 효과(Cross-Over Food Effect) 모델이나 약물 상호 작용(Drug-Drug interaction)을 보기 위한 1년 미만의 간단한 시험인지, 2~3년은 기본으로 걸리는 백신개발 연구인지에 따라 해당 전문성을 가진 CRO를 찾아야 할 것이다.

미국의 국립암연구소(National Cancer Institute, NCI)에서 제정한 고형종양(Solid tumor)의 진행을 진단하는 데 쓰이는 RECIST(Response Evaluation Criteria in Solid Tumors) 1.1이라는 종양 치료에 대한 반응 평가 기준(Standard)이 있다. 만약 항암 스터디의 경험이 없는 CRO와 함께 일한다면 RECIST를 제대로 정량화해 평가할 수 있는 CRF 디자인에서부터 RECIST Criteria와 통계분석 방법론 수립까지 많은 시간과 노력이 추가적으로 필요할 것이고, 어쩌면 임상시험 실패의 원인이 될 수도 있다. CRO에 따라서는 병증별 전문성을 넘어선 더 깊은 수준의 특화된 노하우를 보유한 경우도 있다. 항암 스터디 전문 통계학자 중에도 고형종양 전문과 백혈병과 같은 혈액암 전문으로 나뉠 수 있고, 그에 적합한 임상설계와 데이터 분석의 전문성을 제공하기도 한다.

*4. 스터디 디자인의 특성에 따라 특화된 CRO를 찾아라.

CRO 선정의 평가 기준을 수립함에 있어, 임상시험 적응증에 대한 경험과 임상 단계에 따른 전문성을 고려해야 하는 것에 추가하여, 예외적인 임상시험 디자인이 적용되었다면 좀 더 세심하게 해당 디자인에 대한 전문성과 경험이 있는 CRO를 선택해야 한다.

임상시험 종료 시까지 시험대상자 수나 배정 비율 변경 없이, 또한 중간 분석 없이 고정되어 진행되는 전통적 방법인 고정 디자인(Fixed design)과 달리, 중간 분석결과에 따라 또는 이벤트 발생 여부에 따라 시험 설계가 능동적으로 변경되는 적응적 디자인(Adaptive design)을 계획했다면 유사한 시험 디자인에 대한 경험 유무가 CRO 선정의 평가 기준이 되어야 한다.

예컨대 사전 계획에 따라 마일스톤(Milestone)을 달성할 때마다 데이터 분석 후에 임상시험 계속/중지(Go/No-Go)를 결정하는 집단축차 디자인(Group Sequential Design)이나 시험대상자 수, 시험대상자 배정 비율과 배정군이 변경되기도 하는 베이지안 적응적 디자인(Bayesian adaptive design)을 도입한 임상시험의 경우, 전문적 통계팀의 디자인 실행 능력과 함께 유기적으로 IP(Investigational Product) 공급을 관리할 수 있는 PM/IP팀, 관련 변경 사항을 시스템적으로 지원할 수 있는 DM팀 등 관련 운영 능력이 CRO 선정에 고려되어야 한다.

경우에 따라서는 환자 모집이 어려운 희귀병증 3상 시험이라면 계획 단계에서 시뮬레이션을 통해 고정(Fixed) 디자인 대비 적응적(Adaptive) 디자인으로 인한 시험대상자 수 감소의 효과가 어느 정도인지 예상해 볼 수 있을 것이다. 하지만 FDA의 임상시험 계획 승인신청(IND) 검토 단계에서 베이지안(Bayesian) 등 특화된 스터디 디자인을 적용하였을 경우 제3의 통계적 시뮬레이션 전문 회사의 추가 검증을 요구하기도 하는 등 계획 단계에서 더 많은 비용과 시간이 소요될 수도 있다.

*5. 임상시험의 단계에 따라 CRO 선정도 달라져야 한다.

건강한 시험대상자를 대상으로 하는 안전성을 주 평가변수로 하는 1상 임상시험인지, 시판허가의 마지막 관문인 3상 임상시험으로 다국가 대규모 임상시험인지에 따라 CRO의 선정은 달라져야 한다.

CRO 중에는 전임상에서 임상으로 넘어오는 초기 임상(T1 translational research)에만 특화된 CRO가 있다. 이런 CRO들은 전형적인 1상 임상시험의 디자인과 분석에 축적된 노하우와 경험이 있기에 더 빠른 속도로 초기 임상시험을 수행할 수 있다. 하지만 건강한 시험대상자를 대상으로 하지 않는 항암제 1상은 다른 성격을 가지고 있기에 같은 1상이라도 CRO 선택에 유의해야 한다.

반대로 수백 명에서 수천 명까지 시험대상자를 모집하는 3상이라면 글로벌 메가 스터디의 경험이 있는 CRO를 찾는 것이 중요하다. 대상병증에 대한 지식과 경험 이외에 대규모 임상 프로젝트 관리와 수많은 참여 기관과의 이해 조율이 임상 성공에 결정적인 영향을 미치기 때문이다.

5단계: Bid Defense Meeting

- 최종 후보로 선정된 CRO의 실제 팀원들과의 만남

CRO 평가 단계를 통해 임상시험 연구 목적에 가장 적합하다고 판단되는 2~3개의 CRO를 선정해 통지한다. 규모가 큰 후기임상이라면 의뢰자(Sponsor)가 CRO에 직접 방문하거나 반대로 CRO가 의뢰자에 방문하여 입찰회의(Bid Defense Meeting)를 하기도 하지만, 많은 경우

화상회의(Teleconference)를 통해 Bid Defense 미팅을 갖는다.

Bid Defense 미팅에는 CRO 내 각 팀(PM/Stat/DM 등)의 리더들이 참여하여 어떤 차별화된 서비스로 해당 스터디를 성공적으로 이끌 수 있을지, 유사한 스터디를 했던 과거의 경험과 노하우 등 자기 팀의 강점을 설명한다. 이 미팅에는 대부분 실제로 임상시험을 수행할 팀 리더와 주요 팀원들이 참석하기에, 의뢰자(Sponsor)는 질문할 내용을 사전에 준비해 CRO의 능력과 경험을 자세히 파악하는 기회로 활용할 수 있다. CRO 제안서와 질의 응답(Q&A) 과정에서 충분히 설명받지 못한 누락된 내용에 대해서는 이 단계에서 자세히 파악해야 한다.

현재의 임상시험 계획서에 대해 예상되는 문제점이나 개선점에 대한 의견을 물어 보자. 경험 많은 팀이 충분한 시간을 들여 제안서를 준비했다면 어쩌면 그들에게 좋은 시사점을 들을 수 있을 것이다. 이 단계까지 최종 데이터 산출물에 대한 구체적인 논의가 없었다면 추가적인 비용 없이 임상데이터교환표준(Clinical Data Interchange Standards Consortium, CDISC) 형식으로 제공되는지 확인하자. 중간 데이터 분석(Interim data analysis)과 독립적 데이터 모니터링 위원회(IDMC) 운영이 필요하다면 관련 비용 및 절차도 확인해야 한다.

예산안에 대해 좀 더 자세한 논의를 할 수 있는 기회이기도 하다. 아마도 저렴한 예산을 제안한 CRO로부터 최상의 서비스를 기대하기 어려울 것이고, 가장 높은 예산안을 제안한 CRO로부터 가장 좋은 서비스를 받을 것이라 속단하기도 어려울 것이다. 이 미팅을 통해 전략적 계약 방식이 가능한지도 타진해볼 수 있을 것이다. 의뢰자(Sponsor) 입장에서 위험도를 최소화할 수 있는 시험대상자 등록 수에 비례한 지급 방식이나 주요 마일스톤(Milestone) 달성 시 분할 지급 방식, 업무 단위당 지급 방식 등 여러 계약 방식을 논의해 볼 수 있다.

6단계: Detailed Documentation

- 계약 전에 철저한 문서화

Bid defense 미팅과 질의 응답의 시간을 통해 마침내 임상시험을 수행할 CRO를 선정하였다면 의뢰자(Sponsor)와 CRO간 업무의 배분과 비용 등 구체적인 사항을 문서화해야 한다. 예상되는 모든 업무와 관련 산출 문서의 주체가 누구인지, 제공되는 정보의 형태나 형식은 무엇인지, 규제기관 관련 업무의 소관은 누구인지, 또 Bid Defense 미팅 시간에 논의되었지만 제안서에 기술되어 있지 않은 내용도 함께 문서화해야 한다. 향후 추가적인 비용이나 상호 간의 논쟁을 사전에 예방할 수 있도록 각 항목별 예산도 구체화하여 명시해야 한다.

7단계: Contract

- 마침내 임상시험의 가장 중요한 파트너를 결정하였다

계약의 범위와 방식은 필요에 따라 정하되, 전문 변호사의 조력을 받아 임상시험 수탁기관(CRO)과 계약서(Clinical Trail Agreement)를 작성한다.

CRO를 선정했다고 안도의 한숨을 쉬고 있는가? CRO 선정이 끝났으면 이제 CRO를 어떻게 관리 감독해야 하는지가 남은 과제이다.

임상시험 수탁기관(CRO)의 관리

최선의 CRO 관리 방법은 몇 개의 CRO와 계속적인 업무 과정을 통해 상호 신뢰와 소통의 관계를 가지고 좋은 팀워크를 쌓아 가는 것일 것이다. 성공적인 업무의 경험과 지속적인 상호 신뢰를 나눈 CRO와 파트너로서 함께 일할 수 있다면 의뢰자(Sponsor)의 입장에서는 CRO 관리 업무를 최소화하여 관련된 자원을 좀 더 생산적인 분야에 집중할 수 있을 것이다.

하지만 임상개발을 시작하는 많은 바이오 회사의 경우 글로벌 임상시험을 수행한 경험이 많지 않고 함께 협업해 온 해외 CRO가 없는 경우가 대부분일 것이다. 처음으로 함께 일하게 된 CRO와 어떻게 협업하고 관리할 것인지 살펴보자.

CRO 부서별 업무를 주기적으로 확인하자

임상시험 계획 단계에서 CRO는 부서별, 업무별로 많은 계획서를 작성한다. 어떠한 주요 문서들이 작성되고 관리되어야 하는지는 5장 임상시험의 운영과 관리에서 자세히 다룬다. 의뢰자는 이 문서들을 CRO에게 요구하여 업무의 절차나 진행 일정 등에 문제가 없는지 검토하고 상호 공통의 이해가 있는지 확인해야 한다. 기억해야 할 점은 모든 계획에 대한 최종 승인의 권한과 그에 따른 책임은 의뢰자에게 있다는 것이다.

임상시험 실행 단계에서 문서화된 계획들이 실제로 수행되고 있는지 확인하고 감독하는 것도 의뢰자의 책임이다. CRO에게 위탁한 업무 중에 의뢰자가 병행하여 수행(Parallel activities)한 후 임상시험의 업무 품질과 실적을 검증하기도 한다. 예를 들면 CRO 소속의 임상시험 모니터 외에 의뢰자 소속의 모니터를 통해 추가적인 사이트 모니터링을 실시하거나, CRO가 제공하는 통계분석 데이터 중에 핵심적인 유효성 결과 데이터를 의뢰자 소속의 통계 전문가를 통해 별도로 분석한 후 비교 검토하는 경우가 대표적이다.

병행 수행을 통해 의뢰자가 확인하기 어려운 대부분의 CRO 업무는 정기적인 회의를 통해 관리해야 한다. CRO의 문제점으로 이미 지적한 높은 이직률에 더하여, CRO 팀원들의 대부분은 5~6개의 프로젝트를 맡아 동시에 진행하고, 함께 일하던 동료의 이직이 발생할 경우 그 수는 쉽게 늘어난다. 한 사람이 여러 개의 프로젝트를 함께 진행하다 보면 공평하게 시간을 나누어 쓰기 어렵다. 중요한 후기 임상시험이나 정기적인 회의를 통해 의뢰자가 관심 있게 지켜보며 구체적인 사항을 요청할 경우, 또 정해진 일정 내에 개선을 요구하는 경우에는 CRO 팀원들이 더 많은 시간을 할당하지 않을 수 없다. 물론 경험 없는 의뢰자의 맥락 없는 요청은 CRO 업무의 효율을 떨어트리고 장기적으로 상호 신뢰를 저해할 수 있다.

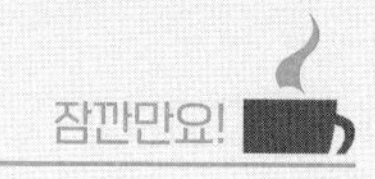

우리가 꿈에 그리던 집을 짓는다고 상상해 보자. 내 마음속의 청사진을 건축가에게 얘기하여 우선 설계도를 그려야 할 것이다. 작은 마당이 있는 이층집을 담은 설계도를 가지고 시공회사를 찾아 견적을 받고, 예상되는 비용을 은행에서 마련하였다면 집을 지을 계획은 대략 된 듯도 하다. 하지만 우리가 그동안 만난 건축가, 시공회사와 은행이 현장에서 공사를 직접 실행하는 사람들은 아니다.

실제로 집을 짓은 일은 건설 노동자의 몫이기에 우리는 시공회사를 통해 실제로 집의 품질과 마감을 책임지는 건설 노동자들을 간접적으로 관리해야 한다. 또한 설계도에 반영되지 못한 세부 사항, 현지 사정(지형, 토양, 규제, 환경 등)으로 인한 설계의 변경, 그리고 잘못된 시공에 대한 수정 사항에 대해 수시로 의사 결정을 해야 하고, 시간이 될 때마다 공사장에 들러 설계도에 따라 지어지고 있는지, 페인트와 타일의 종류와 색깔, 수전이나 전등의 위치, 부엌 가구의 배치와 마감 등 최대한 자세히 확인하고 관심을 가져야 할 것이다. 내 마음속에 있는 모양대로 다른 사람들이 집을 지어 주는 것이 쉽지 않기에 많은 사람들이 꿈에 그리던 집을 짓다가 '골병든다', '폭삭 늙는다'는 말을 하기도 한다.

임상시험도 이와 마찬가지이다. 많은 비용을 들여 CRO를 선정하고 많은 업무를 그를 통해 처리한다 할지라도, 관리 감독의 최종적인 책임은 의뢰자에게 있음을 명심하자. 한국의 바이오 벤처 종사자 분과 대화하며 아직 인식의 부재를 통감한 적이 있었다. 임상시험을 수행함에 있어 CRO 관리가 절대적으로 필요하다는 필자의 말에 큰돈을 내고 임상시험 전체를 맡긴 건데 왜 관리를 해야 하냐며 정색을 하며 되묻는 것이었다.

임상시험은 어느 회사에게는 회사의 사활이 걸린 문제이기도 하고, 투자자에게는 미래가 달린 문제이기도 하다. 회사의 사활과 미래가 달린 문제를 남의 손에 맡기고 수수방관하겠는가? 집 한 채를 지어도 제대로 지으려면 주인이 한 단계 진행될 때마다 수시로 가서 확인해야 하는 것처럼, 임상시험을 성공적으로 이끌려면 때로는 CRO를 조르고 어르는 의뢰자가 되자.

임상시험 수행을 위한 핵심 인력을 확보하자

의뢰자의 입장에서 임상시험 전체를 관리, 감독할 수 있는 최소의 핵심 인력을 확보해야 한다. 여유가 있다면 핵심 인력의 범위를 늘릴 수 있겠지만, 임상연구 디렉터(Clinical director) 외에 최소한 프로젝트 매니저와 통계 전문가를 확보하도록 하자. 이들은 CRO와의 정기적인 회의에 참여해야 하고, 의뢰자의 프로젝트 매니저는 CRO 프로젝트 매니저와 함께 임상시험 전반의 운영과 사이트 관리, 시험대상자 모집 및 예산 집행을 책임지고, 의뢰자의 통계 전문가는 CRO 통계팀과 협업하여 임상시험 설계 검토부터 최종 데이터 잠금(DB Final Lock) 후 최종 임상시험 결과보고서 작성 시까지 주요 산출물을 확인하고 검토해야 한다.

의뢰사 내에 임상개발 초기부터 함께 일해 온 프로젝트 매니저와 통계 전문가가 없거나 여건이 안 되는 경우에는 임상시험을 계획하고 수행하는 기간 동안 의뢰자를 대변하여 일을 해 줄 핵심 인력을 한시적으로 계약하는 것도 좋은 대안이 될 수 있을 것이다.

신약개발에 있어서 CRO의 역할은 개발의 성패를 좌우할 만큼 그 역할이 결정적이다. 의뢰자의 임상개발 목표에 맞는 CRO를 선정하고 관리하는 것에서 더 나아가 CRO와 협력적 관계를 발전시킨 후, 장기적으로 리스크는 서로 분담하고 성공적 운영에 대한 인센티브는 상호 공유하는 전략적 파트너십(Risk and reward sharing system)을 구축하여 연대를 이루는 것도 생각해볼 수 있을 것이다.

5장

임상시험의 운영과 관리

임상시험 준비단계는 규제기관 및 임상시험 심사위원회(IRB)의 요구사항 및 임상시험 관리기준(GCP)을 준수하며, 임상시험의 연구 목적을 가장 효율적으로 달성하기 위한 계획을 수립하는 과정이다. 이 단계에서 만들어지는 여러 운영 계획들은 한정된 시간과 비용과 같은 제한된 자원이 임상시험의 연구 목표 달성을 위해 효율적으로 배분되고 사용될 수 있도록 작성되어야 한다.

임상시험의 계획과 준비단계를 거쳐 실제 실행단계에 들어가게 되면, 폭넓은 임상 연구 활동 및 운영 업무를 수행해야 한다. 임상시험 대상자의 안전성 확보, 임상시험 계획서 준수(Protocol compliance) 관리, 임상 사이트 및 프로젝트 관리, 임상시험 대상자 모집 및 유지, 데이터 품질 확보, 효율적인 의사 소통, 위험요소 관리 등이 이에 포함된다. 이제부터 구체적인 임상시험의 운영과 관리업무를 살펴보자.

임상시험의 전체 생애 주기(Life Cycle)는 크게 임상시험 아이디어를 정립하고 자본 투자를 포함한 개발 가능성을 타진하는 개념 정립 단계(Conceptual Stage), 임상시험 계획서(Protocol)를 완료하고 그에 기반하여 관련 계획을 수립하여 임상시험 운영을 준비하는 계획 수립 및 준비 단계(Planning & Start-up Stage), 시험대상자 등록과 치료 절차를 수행하고 데이터를 수집하는 실행 단계(Implementation Stage), 마지막으로 수집된 데이터를 클리닝하고 통계분석을 실행하는 종료 분석 단계(Closing Analysis Stage) 등 4개로 나눌 수 있다.

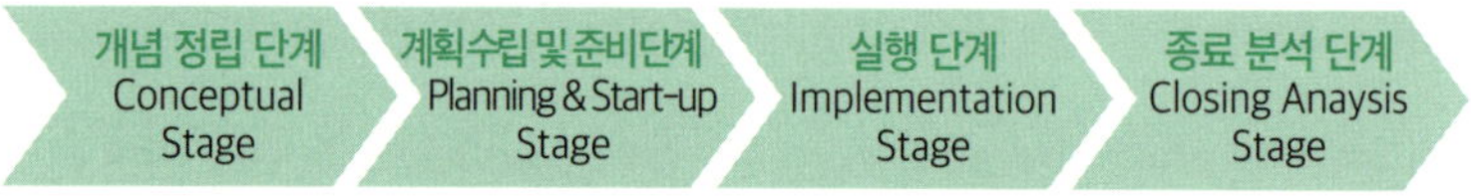

개념 정립 단계
Conceptual
Stage

계획수립 및 준비단계
Planning & Start-up
Stage

실행 단계
Implementation
Stage

종료 분석 단계
Closing Anaysis
Stage

ICH GCP E6 (R2)는 임상시험 주기 전반(임상시험 실행 이전, 실행 중, 완료 이후)에 걸쳐 그 수행과 품질을 평가하기 위해 필수적인 문서를 의뢰자뿐만 아니라 관련 기관에서도 적절히 관리할 것을 권고한다. 점차 많은 제약기업들이 임상시험 마스터 파일 관리 시스템(electronic Trial Master File, eTMF)을 이용해 관련 문서들을 관리하고 있고, 이는 임상시험 관리기준(GCP) 준수와 효율적인 임상시험 관리를 위해 중요하다.

이 장에서 본문 내용 중 고딕체로 굵게 표시된 문서들은 임상시험 마스터 파일과 관련하여 생성, 관리해야 하는 주요 문서들이다.

개념 정립 단계

첫 번째 개념 정립 단계는 의뢰자(Sponsor)와 대표 책임연구자(Project PI) 등이 참여하여 신약 후보물질(Compound)에 대한 임상시험 수행 타당성 검토(Project feasibility test)를 진행하는 단계이다. 해당 병증과 후보물질을 이용한 치료법에 대한 전문가 그룹의 과학적, 의학적 검토 과정을 거쳐 **임상개발 계획서**(Clinical Development Plan)를 작성하고, 가능하다면 임상시험 개요서(Protocol Synopsis)를 준비한다.

이와 함께 개발사의 기획 영업 부서는 신약 후보물질에 대한 시장성과 판매량 예측, 예상 투자비용, 목표제품 규격(용량 및 용제, 투약법 등)을 포함한 구체적인 **상품 기획**(Target Product Profile, TPP)을 주의 깊게 작성해야 한다. 잘못된 TPP 설정 등 기획 단계의 오류는 신약이 개발 후 출시되었을 때 충분한 시장성을 갖지 못하게 하고, 결국 이로 인해 목표 투자 수익을 달성하지 못하는 실패한 신약으로 남게 한다.

CRO를 통해 임상시험을 계획하고 있다면 이 단계에서 4장에서 살펴본 것과 같이 CRO 선정을 시작해야 한다.

계획 수립 및 준비 단계

임상시험의 단계(Phase), 목표 시험대상자 수 및 사이트 수 등 임상시험 특성에 따라 짧게는 수개월, 길게는 반년 이상의 시간이 소요된다.

미국 현지 CRO를 통해 확증적(후기 2상 또는 3상) 다국가 임상시험을

6개월에 걸쳐 계획하고 준비한다는 가정 아래, 주요 업무를 기술하였다. 임상시험의 운영과 관리는 여러 방향에서 살펴볼 수 있겠지만, 각 시기별 주요 이벤트나 산출물을 중심으로 기술해본다.

개별 업무의 진행 순서는 필자의 경험에 기반하여 상대적으로 오랜 시간이 필요하거나 중요한 업무는 우선하여 서술하였다. 하지만 개별 업무 간 서로 진행이 겹치거나 선후가 뒤바뀔 수도 있기에 대략적인 큰 그림으로 이해하자.

FDA와의 사전상담제도(FDA Meeting)와 **임상시험 계획 승인신청**(IND)을 위한 제출 문서를 준비하고, 일정을 조정하는 업무도 이 단계에서 진행한다. 관련 내용은 6장에서 자세히 다룬다.

임상시험 개시 6개월 전

임상시험의 실질적 시작 단계이고 가장 중요한 마일스톤(Milestone)은 임상시험 계획서의 작성이다. 2장에서 살펴본 것처럼 목표로 하는 적응증, 치료 약물의 특성 및 치료 스케줄, 임상시험 단계 등 여러 요소를 고려하여 가장 적합한 임상시험 디자인을 수립하고 문서화한 것이 **임상시험 계획서**(Protocol)이고, 이에 기초하여 관련된 기타 계획을 수립할 수 있다. 의뢰자(Sponsor)는 각각의 주요 산출물의 작성 과정에 참여하여 그 내용을 사전에 검토하여 문제점을 파악하고, 필요하다면 해결책을 마련해야 한다. 각 계획서 간의 유기적 관계와 승인 상태 유지의 책임은 최종적으로 의뢰자에게 있다.

임상시험은 여러 전문가 집단 간의 효율적이고 유기적인 협업을 요구하는 바, 각 조직의 업무, 권한, 의무를 정확하게 정의하고 그 관계를 자세히 기술한 **조직도**(Organizational Chart)와 **업무분장표**(Scope of Work)가 필요하다. 글로벌 다기관 임상시험의 경우 참여하는 조직의 단위가 수백 개에 달하기도 하기에 계획 단계에서 주의 깊게 조직 간의 관계(예컨대 의사결정 구조, 업무 범위, 소통 과정, 계약 관계 등)를 조정해야 한다.

특히 CRO와 협업을 진행할 경우 그 계약 이전에 의뢰자(Sponsor)와 CRO 간의 구체적인 업무분장표를 만들어 CRO 내 각 팀들의 구체적인 업무 내용 및 산출물 등을 가능한 한 자세히 목록화하여, 향후 의뢰자와 CRO간 논란의 여지를 사전에 없애도록 해야 한다.

주요 연구 목표 달성을 위한 이정표인 마일스톤과 일정을 포함한 전체 **프로젝트 관리 계획**(Project Management Plan)을 세운다.

임상시험 개시 5개월 전

임상시험 계획서(Protocol)에 따라 각종 준비 단계 모임과 팀별 계획수립 및 문서작성, 규제기관 접촉, 사이트 선정과 개시를 수행하는 단계이다.

Protocol이 준비되었다면 의뢰자(Sponsor), 대표 책임연구자(Project PI), CRO 등 주요 참여자 간 **프로젝트 개시모임**(Kick-off meeting)을 갖고 주요 현안을 조율한다. 여러 개시 업무 중에 가장 많은 시간이 소요되는 사이트 선정 업무를 가능한 한 먼저 시작하는 것이 좋다. 사이트에 Protocol과 함께 **타당성 조사서**(Site Feasibility Survey)를 제공하여, 사이트의 참여 의지를 확인하고 대략적인 **사이트/시험대상자 모집 계획**(Recruitment Plan)을 수립한다. 이 과정을 통해 사이트 관리 및 시험대상자 치료에 소요될 예산안을 구체화할 수 있다. 이 단계에서 사전에 시험대상자 모집 지연에 대한 대비책(추가 사이트 모집, 시험대상자 선정/제외기준 변경 절차 등)과 그에 따른 추가적인 비용 문제에 대하여 고려하는 것을 추천한다.

대략적인 참여 사이트 선정이 완료되었다면 사이트 책임 연구자(Site PI)와 주(Primary) 임상연구 코디네이터(Clinical Research Coordinator, CRC)를 포함한 **연구자 모임**(Investigator Meeting)을 갖고, Protocol 및 주요 핵심 사안에 대한 교육과 질의응답(Q&A)을 진행한다.

선정된 사이트와 **임상시험 수행 계약**(Clinical Trial Agreement) 업무를 시작하고, **규제기관 및 임상시험 심사위원회**(IRB)**가 요구하는 각종 문서**(Informed consent template, Investigator brochure, Information and advertisement materials 등)를 준비한다.

임상시험 개시 4개월 전

임상시험에 사용되는 의약품(Investigational Product, IP) 또는 **시험 의료기기의 제조, 공급, 배송, 관리에 관한 계획**(Investigational Product Management Plan)은 임상시험 관리의 핵심 요소 중 하나로, 가능한 한 빨리 준비를 시작하고 그 절차가 수립된 후 몇 개의 사이트를 대상으로 실행 연습을 해보는 것을 추천한다. 눈가림 요구 정도(예컨대 삼중 맹검인지, 이중 맹검인지 또는 단순 맹검인지)에 따라 적절한 용기와 표시 기재사항(Labeling)을 준비하고, 필요하다면 배송 시 손상 및 변질 여부도 추적할 수 있는 방안도 확보해야 한다. 물류 허브(Logistics hub) 및 사이트

약국의 적절한 재고 수량을 결정하고, IP(Investigational Product) 공급을 조절할 시스템적 해결 방안도 수립한다. 다국가 임상시험의 경우 권역별 국가별 배송 방법과 수출입 및 운송 과정에서 발생할 수 있는 문제점도 고려하여 계획을 수립하고, IP 관리 참여기관 간의 커뮤니케이션 방안도 미리 마련해야 한다.

IP 관리는 시험대상자에 대한 무작위 배정 과정과 밀접하게 연결되어 있기에, 무작위 배정 시스템(Interactive Web-based Randomization System, IWRS) 설계 시 IP 관리 시스템(IP Management System)과 통합하여 개발하는 것이 좋다. 임상시험 기간 동안 검체 수집 및 분석을 계획하고 있거나, 기타 벤더(Vendor) 참여가 필요한 업무가 있다면 이 시기에 준비하고 **벤더관리계획**(Vendor Management Plan)을 준비하자.

중앙 또는 사이트 **임상시험 심사위원회**(IRB) **승인**(Approval)을 획득한다. 시험대상자 등록 및 치료 계획 등 사이트에서의 임상시험 관련 활동에 대한 구체적 지침서인 **임상 운영 지침서**(Manual of Clinical Operation)를 작성하고, 사이트 연구 참여자들에 대한 **교육 계획**(Site Training Plan)을 수립한다.

임상시험 개시 3개월 전

임상시험 **데이터 관리 계획**(Data Management Plan)은 임상시험에 관련된 거의 모든 참여자가 산출하는 데이터를 관리 운영하는 계획서로, Protocol에 준거하여 데이터를 수집하고 입력자의 오류 가능성과 조작 가능성을 최소화해야 한다. 임상시험 데이터 중에 중요도가 가장 우선시되는 것은 시험대상자 관련 데이터로, 시험대상자 등록, 무작위 배정, 치료약 투여 기록, 이상반응 등 각 방문 시기별 수집되는 **증례기록서**(Case Report Form, CRF) 데이터가 그것이다.

CRF란 임상시험 계획에 따라 시험대상자를 대상으로 수행한 진단 및 치료 등을 포함한 임상시험 과정에서 발생한 데이터를 일관되고 정확하게 수집하기 위한 데이터 형식이다. 이는 임상시험 완료 후에 주요 평가변수 분석 등 통계분석 계획(Statistical Analysis Plan)에 따라 분석된다.

시험대상자 데이터의 경우 그 중요성으로 인해 데이터 무결성(Data Integrity)을 확보하기 위한 여러 방법이 확보되어야 한다. 예컨대 데이터 유효성 확인 및 검증(Data validity and verification)과 같은 추가적인 데이터 관리 절차가 필요하다. CRF 주요 항목의 데이터 누락(Missing data)이 없는지, 정상 범위를 벗어나지는 않았는지(Normal data range, 고혈압 측정값이 90-250 mmHg, 저혈압 측정값이 60-140 mmHg을 벗어난 경우), 데이터 항목 간 논리적 관계에 문제가 없는지(Skip pattern, 여성의 경우에만 임신여부 질문)를 확인하는 것이다. 이에 더하여, 사전에 CRF 설계 시 반영되지 않았지만, 데이터 정확성에 대한 이슈가 발견되었을 경우 사이트에 직접 질의를 하는 절차(Data query or Data clarification request)도 데이터 관리 계획에 포함되어야 한다. 또한 의뢰자(Sponsor)와 규제기관에 제출하는 데이터의 형식(CDISC, CDE, MedWatch 등)을 고려하여 디자인한다.

데이터 관리 계획에 따라 **임상시험 관리 시스템**(Clinical Trial Management System, CTMS) 개발을 시작한다.

시험대상자의 안전을 보장하기 위한 **시험대상자 안전성 모니터링 계획**(Medical Safety Monitoring Plan)은 사이트에서 인지된 심각한 이상반응(SAE)을 임상시험 계획서(Protocol)와 규제기관의 안전성 보고 기준에 따라 어떤 내부 절차를 거쳐 미국 FDA에 보고(MedWatch) 하는지에 관한 계획이다.[1)]

임상시험에 참여한 시험대상자군의 병증상 기대되지 않았고(Unexpected), 투여된 약물과 관련된 것으로 보이지 않는(Unrelated) 그리고 심각한(Serious) 이상반응(Adverse event, AE)이 인지된 경우, FDA에 보고되어야 한다. 일반적으로 시험대상자를 모집한 사이트 연구자의 이상반응에 대한 판단에 더하여 1~3인으로 이루어진 **안전성 판정위원회**(Medical Safety Adjudication Committee)를 거쳐 FDA 보고가 필요한 중대한 안전성 문제인지를 결정한다. 중대한 이상반응 보고는 적절한 코딩(Medical Dictionary for Regulatory Activities, MedDRA)[2)] 후 FDA 보고 형식(MedWatch)에 따라 단기간(인지시점으로부터 7일 이내)에 이루어져야 하기 때문에 이러한 모든 절차가 구현된 시스템의 도움이 없다면 적절히 관리하기 어렵다.

---

1) 의약품 부작용 보고제도는 미국FDA의 메드와치(MedWatch), 영국 MHRA(Medicines and Healthcare products Regulatory Agency)의 황색카드체계(Yellow Card Scheme)가 대표적이며, 의약품 유해 사례를 수집하기 위한 수단이자 안전성 정보를 의료인뿐만 아니라 일반 소비자에게 알리는 채널로, 약물 감시를 위해 규제기관과 대중이 만나는 소통 공간이라고 할 수 있다.

2) MedDRA 코딩은 ICH가 개발한 이상반응 용어 사전으로, FDA 등 규제기관에 이상반응 발생을 보고하기 위해서 사이트에서 보고된 이상반응 용어를 MedDRA 사전에 등재된 용어로 변환 후 보고 해야 한다. 주로 LLT(Low level term), PT(Preferred term), SOC(System organ class) 등 세 단계의 분류로 정리하여 보고한다.

독립적 데이터 모니터링 위원회(Independent Data Monitoring Committee, Data and Safety Monitoring Board)나 주요 종결점에 대한 최종적 평가를 수행하는 주요 종결점 판정 위원회(Endpoint Adjudication Committee) 등 외부 위원회가 필요하다면 이 시기에 필요한 위원회 구성원 섭외 및 **위원회 운영 계획**(Committee Operation Plan)을 작성한다.

임상시험 기간동안 발생할 것으로 예상되는 위험요소들을 그 심각도에 따라 분석하여 어떻게 통제, 예방, 회피할 것인지 **위험관리계획**(Risk Management Plan)을 수립한다. 예상하지 못한 위험요소가 발생하거나 예상한 위험요소가 대비하지 못한 양상으로 진행될 경우, 그 이슈의 해결을 위해 동원될 인적 자원과 의사소통 수단, 절차 등도 그 계획에 포함하여 임상시험의 전체적인 품질을 보장할 수 있도록 하여야 한다.

임상시험 개시 2개월 전

안전성과 유효성 평가 등 통계분석의 대략적 계획은 임상시험 계획서(Protocol)에 기술되어 있지만, 주(Primary)/부(Secondary) 평가변수에 대한 구체적 통계분석 방법, 샘플 사이즈, 결측치 처리 방법, 이상반응 처리 방법, 최종 데이터 보고형식 등 통계분석 계획을 구체화한 문서가 **통계분석 계획서 초안**(Statistical Analysis Plan Draft)이다. 통계분석 계획서 최종본은 늦어도 마지막 시험대상자 등록 이전에 완료해야만 한다. 시험대상자의 군(대조군과 시험군) 간 배정 방법에 관한 **무작위 배정 계획**(Randomization Plan)도 이 시기에 함께 준비한다. 시험대상자 군

간 배정을 무작위 배정 시스템(IWRS)을 통해 수행한다면 추가적인 시스템 검증 과정이 '충분하게' 이루어져야 한다.

외부 기관과의 데이터 교환이 요구되는 경우 **데이터 교환 계획**(Data Transfer Plan)을 수립한다. 매주 시험대상자 모집 현황 등을 의뢰자(Sponsor)나 규제기관에서 요구하는 경우가 점차 많아지고 있어 데이터를 ETL(Extract, Transfer and Load - 두 개 이상의 시스템 간 자동 데이터 교환) 방식으로 제공하거나, 의료기기 임상시험의 경우 의료기기에서 수집된 데이터를 주기적으로 임상시험 관리 시스템(CTMS)으로 전송하여 데이터 통합 과정을 수행한 후 중간(Interim) 및 최종 통계분석에 사용한다. 특히 새로운 의료기기 임상시험의 경우 수십 또는 수백 개의 사이트에 배포된 기기들을 어떻게 관리할 것인지, 데이터 취합 후 어떻게 CTMS에 전송하고 통합할 것인지에 대한 철저한 계획이 필요하다. 개발 완료된 CTMS와 기타 모든 시스템은 **시스템 검증 및 승인**(System Validation & Approval) 과정을 거쳐야 하고, 이용 개시 전에 광범위한 테스트 과정이 필요하다. 개별 기능들에 대한 테스트 절차와 그 결과를 문서화해야 하고, 임상시험 진행 도중에 시스템 변경 요구가 발생할 경우 어떻게 **시스템 변경 관리**(System change control)를 할 것인지에 대한 계획도 필요하다. 미국연방규정집 Title 21의 Part 11(CFR 21 Part 11, 전자 기록 저장과 보호, 전자 서명 시행에 대한 미국 연방 규정)에 근거한 데이터 안전 및 보호(Data security and protection) 방안에 대한 검증 및 문서화도 필수적이다.

시험대상자 모집과 치료 등 실제적 임상 절차를 수행하는 사이트는 임상시험 계획서(Protocol), 임상시험 관리기준(Good Clinical Practice,

GCP), 임상시험 심사위원회(Institutional Review Board, IRB) 지침 및 기타 규제에 따라 운영되어야 하고, 그러한 규제 준수 여부를 확인하는 절차를 기술한 문서가 **임상 모니터링 계획**(Clinical Monitoring Plan)이다. 모니터링의 목적은 Protocol 적합성과 데이터 정확성을 확인하는 것으로, Protocol 위반이나 데이터 입력 오류 및 조작을 조기에 인지하여 재발 가능성을 없애는 것을 목표로 하고 있다.

경험 많은 임상시험 모니터(CRA), 프로젝트 매니저, 데이터 관리자, 통계전문가가 협력하여 데이터 중요도와 위험도에 따라 개별 증례기록서(CRF) 및 데이터 포인트별 모니터링 여부, 모니터링 방법과 빈도를 결정한다. 예컨대 시험대상자 동의서, 치료군 배정 및 치료약 사용, 1/2차 유효성 평가지표, 이상반응(AE) 등 주요 데이터 포인트는 전수조사와 가능하다면 실시간 모니터링이 가능하도록 실행 계획을 수립한다.

임상시험 개시 1개월 전

임상시험 심사위원회(IRB)의 승인 및 계약 등 준비를 완료한 사이트는 **사이트 개시 체크리스트**(Site Initiation Checklist)를 통해 누락된 사항이 없는지 점검하고, 사이트 연구자 전원을 대상으로 임상시험 계획서(Protocol)와 기타 필수적인 교육을 진행한다. 필요하다면 사이트 개시 미팅(Site Initiation Meeting)을 사이트를 방문하여 진행한다.

규제기관은 임상시험 관련 주요 문서들을 임상시험 수행기간 동안 '계속적' 승인 상태로 관리하는 것을 의뢰자(Sponsor)의 책임으로 직간접적으로 규정하고 있다. '계속적' 승인 상태란 예컨대 시험대상자 모집을 진행하는 사이트는 임상시험에 참여하는 기간 동안 끊임없이 사이트에 요구되는 IRB관련 문서와 각종 사이트 인증 및 면허(CAP: College of American Pathologist, 미국 임상병리검사 품질인증기관 면허/CLIA: Clinical Laboratory Improvement Amendments, 미국 표준실험실 면허) 등의 승인 상태를 유지해야 하고, 소속 연구자는 법규정에 따른 의사 면허 또는 관련 자격증의 효력을 지속적으로 유지해야 한다. 이런 법규에서 요구하는 관련 문서의 유지 및 관리 체계를 **임상시험 마스터 파일**(Trial Master File, TMF) 또는 규제문서 관리(Regulatory Document Management)라 한다. 임상시험 계획 및 준비 기간에 작성해야 하는 주요 문서들은 대부분 TMF의 구성 요소들로 임상시험 기간 동안 끊임없이 유효한 상태로 유지해야 한다. 임상시험 완료 후, 시험 결과 데이터와 함께 임상시험 마스터 파일은 FDA에 제출해야 한다.

계약 범위에 따라 CRO 용역 업무의 범위가 다르겠지만, 그 작성의 주체가 누구이건 아래의 계획 단계 산출물은 필수적으로 관리되어야 한다.

1. 임상시험 계획서(Protocol), 개요서(Synopsis)
2. 임상운영 지침서(Manual of Operation)
3. 임상시험 마스터 파일(Trial Master File, TMF)
4. 타당서 조사(Feasibility Test) 및 사이트/시험대상자 모집 계획(Recruitment Plan)
5. 통계분석 계획(Statistical Analysis Plan)
6. 무작위 배정 계획(Randomization Plan) 및 IP 관리 계획(Investigational Product Management Plan)
7. 데이터 관리 계획(Data Management Plan)
8. 임상시험 관리시스템 개발 및 검증(EDC-CTMS Development and Validation Documents)
9. 모니터링 계획(Clinical Monitoring Plan)
10. 안전성 모니터링 계획(Medical Safety Monitoring Plan)
11. 위원회 구성 계획(Committee Operation Plan)
12. 시험대상자 동의서, 시험대상자 정보 자료집 등 임상시험 심사위원회(IRB) 요구 문서
13. 사이트 연구자, 임상연구 코디네이터(CRC), 병원약사, EDC-CTMS 등 업무별 교육 계획(Training Plan)

임상시험 실행 단계

임상시험 개시 후 첫 번째 시험대상자 등록으로부터 마지막 시험대상자의 마지막 방문이 완료될 때까지의 기간이 임상시험의 실행 단계이다. 하지만 목표 시험대상자 수 20~30% 모집을 달성하기까지의 초

기 실행 단계는 새로운 사이트 추가 모집과 임상 개시 준비 등 계획 수립 및 준비 단계 업무들이 계속적으로 중복 진행되는 경우가 많다.

임상시험 실행 관리(Trial Operation Management)

프로젝트 매니저는 임상시험 실행 전 과정에 걸쳐 전체적인 운영을 조직화하고 관리해야 한다. 임상시험의 주요 마일스톤과 세부 일정을 조정하고, 임상시험용 의약품(IP) 및 자원을 점검하며, 각종 주요 문서와 산출물을 취합 및 유지하고, CRO 및 벤더(Vendor)를 관리하는 등 임상시험 모든 참여자들과 소통하며 전 과정을 세밀하게 조직화해야 한다. 실행 관리 업무 중에 이슈가 시작되는 지점은 '계획에 어긋난 현실'이 발생하는 경우이고, 임상시험에서 보편적으로 발생하는 가장 큰 문제점은 시험대상자 모집이 지연되는 경우이다. 아래에서는 지연된 시험대상자 모집과 관련하여 예상되는 프로젝트 매니저의 업무를 살펴보도록 하겠다.

임상시험 준비 단계에서 작성된 많은 계획들은 임상 설계 과정에서 수립된 예상 시험대상자 등록(Projected subject enrollment) 규모와 속도에 근거해 작성되기 때문에, 만약 예상보다 시험대상자 모집이 느리게 진행된다면 유기적으로 연결된 많은 분야에서 운영상의 문제점이 발생할 수 있다. 먼저 임상시험 전체 일정이 지연될 것이고, 주로 소규모 배치(Batch)로 생산되고 상대적으로 유효기간이 짧은 시험약품과 기타 임상시험에 사용될 모든 중앙 및 사이트 자원의 추가적 손실도 예상할 수 있다. 결국 연쇄적인 문제 발생으로 인해 계획된 임상시험 비용 외에 더 많은 재정적 지출을 초래할 것이다.

우선 낮은 시험대상자 등록의 원인을 파악하기 위해서는 ① 환자 스크리닝 일지(Patient screening log)를 통해 부적격 환자의 탈락 이유를 분석하여 향후 시험대상자 등록에 있어서 개선할 사항이 있는지 확인하고 ② 주요 사이트 연구자 미팅을 통해 환자 스크리닝 및 등록 과정의 자세한 절차와 활동 정보를 취합한다. ③ 이렇게 취합된 정보를 바탕으로 현실적인 시험대상자 등록 속도와 트렌드를 파악한 후 ④ 시험대상자 등록률 재고를 위한 대책을 수립한다. 가능한 대책으로는 시험대상자 선정 및 제외기준을 완화하여 더 광범위한 환자군을 모집할 수 있도록 임상시험 계획서를 수정(Protocol amendment) 하거나, 환자 모집 마케팅 활동에 사용할 수 있는 재정적 지원을 더 많이 사이트에 제공하는 등의 방법을 고려해볼 수 있을 것이다.

⑤ 이렇게 수립된 대책은 사이트 연구자들과 신속히 공유하고, 계속적인 연구 참여와 관심을 독려하기 위한 여러 가지 소통 채널(Communication channel)을 유지하도록 한다.

결국 임상시험의 시험대상자 등록 트렌드는 개별 사이트 및 전체 시험연구 수준에서 지속적인 모니터링이 필요하고, 사전에 계획된 시험대상자 등록 목표(Pre-defined enrollment target)와 대비하여 지연이 발생할 경우 가능한 한 신속하게 그 원인을 파악하고 대책을 수립하는 것이 매우 중요하다.

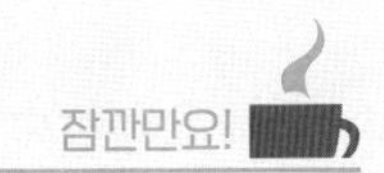

계획에 비해 시험대상자 모집이 현저히 뒤처져 있다면 시험대상자 모집이 저조한 사이트를 종료하고 새로운 사이트를 모집하는 방안에 대해 고민해 보아야 할 것이다. 추가적인 사이트 모집을 위해서는 사이트 선정 및 계약, IRB 허가, 사이트 연구자 교육, 시험약품(IP) 생산 및 배포 계획 수정, 사이트 모니터링 등 프로젝트 관리 계획 수정 등 관련하여 고려해야 할 요소들이 산재해 있고 이는 모두 관련된 업무와 비용의 비약적 증가를 가져올 수 있다. 하지만 추가 사이트 모집은 임상 운영 중에 매우 높은 확률로 발생하곤 한다.

주의해야 할 점은 잘못 계획된 추가 사이트 모집은 연구 일정을 오히려 지연시킴으로써 전체 임상개발 과정에 악영향을 끼치는 경우가 있다는 것이다. 허혈성 심부전 환자의 수술적 치료 효과에 대한 임상시험인 STICH Trial[3]의 경우 미국과 캐나다 32개 사이트에서 2,135명의 시험대상자를 모집하는 것을 목표로 하였으나, 저조한 시험대상자 모집률로 인해 26개국 171개 사이트로 그 범위를 확대하였다.

하지만 전체 사이트의 25%가 넘는 44개 사이트는 결국 단 한 명의 시험대상자도 모집하지 못하였고, 사이트 모집과 관리에 소요된 비용을 제외하고 '개점휴업' 사이트들을 종료하기 위해 소요된 비용이 평균 1,200만 원($10K)이었다.[27] 임상시험 도중에 이루어지는 광범위한 사이트 추가 모집은 임상시험을 새롭게 계획하는 수준의 주의 깊은 계획 수립과 자원의 투입이 요구된다는 것을 명심해야 할 것이다.

3) Comparison of Surgical and Medical Treatment for Congestive Heart Failure and Coronary Artery Disease (STICH), ClinicalTrials.gov Identifier: NCT00023595

임상시험 실행 단계의 또 다른 핵심적인 업무는 사이트에서 수행되는 시험대상자에 대한 진단, 검사, 치료의 과정이다. 하지만 의뢰자(Sponsor)의 입장에서 이러한 사이트 활동에 직접적으로 개입하는 것은 불가능하거나 권장되지 않는다. 직접 임상시험 관리 시스템(CTMS)에서 제공하는 실시간 데이터를 통해서, 또는 CRO가 제공하는 다양한 리포팅을 통해 임상시험 수행 현황과 문제점을 파악해야 한다. 이와 관련하여 가장 중요한 업무인 데이터 관리와 사이트 모니터링 업무를 중심으로 아래에서 살펴보자.

임상시험 데이터 관리(Data Management)

임상시험 수행 기간 내에 생성된 데이터의 취합, 유효성 검증, 데이터 중복 또는 논리적 불일치 확인, 데이터 클리닝, 데이터 추출, 최종 데이터 잠금(DB Final Lock) 등 데이터 관리 프로세스 전반과 관련된 활동 모두가 데이터 관리이다.

데이터 관리자는 데이터 관리 계획(Data Management Plan)의 전체적인 운영 계획에 따라 데이터를 수집하고 관리한다. 다만 임상시험 중에 수집되는 데이터는 임상시험의 주요 목표를 개량적으로 측정하기 위해 수집되는 경우(예, 임상적 개입 효과 및 안전성 측정, 기타 과학적 질문에 대한 결과 수집)와 법적, 절차적으로 요구되거나 임상시험의 효율적인 운영을 위해 부차적으로 수집되는 경우가 있기에 데이터 수집의 목적과 중요도에 따라 관리와 운영을 달리할 필요가 있다.

임상시험 데이터 중 중요도가 가장 우선시되는 증례기록서(CRF)나 증례기록서 수집 일정(CRF Collection Schedule)의 경우에도 임상시험 계획서가 변경되거나 기타 여러 가지 이유로 운영단계에서 변경되는 경우가 있을 수 있다. 이런 변경 요구가 있을 경우 기본적인 데이터 검토 기준(통계적으로 분석 가능한 데이터인지, 임상시험 수행 목적에 필수적인지, 오류 가능성과 데이터 완결성을 해칠 가능성은 없는지) 이외에도 기존에 수집된 임상 데이터에 어떤 영향(Impact Analysis)을 미치는지도 주의 깊게 따져 보아야 한다. 예컨대 시험대상자 선정/제외기준 증례기록서(Subject Inclusion Exclusion Criteria CRF)에 새로운 항목이 추가되거나 기존 항목이 변경되었을 경우, 기존에 취합된 시험대상자 선정 및 제외기준 데이터의 적합성을 헤치는 문제가 발생한다. 이런 경우 이미 취합된 모든 시험대상자 선정 및 제외기준 증례기록서(CRF)를 사이트가 다시 제출하도록 할 것인지, 일부분만을 대상으로 할 것인지, 또는 새로 등록되는 시험대상자의 데이터에만 적용을 할 것인지 결정해야 한다. 예컨대 시험대상자의 연령제한이 65세 이하에서 75세 이하로 변경된 경우에는 기존 데이터에 미치는 영향이 없기에 새로운 시험대상자 등록시에만 고려하면 된다. 하지만 시험대상자의 선정기준에 수축기 혈압 범위 120 이상 조건이 추가된다면, 이미 모집된 시험대상자에 대해 수축기 혈압 데이터를 추가 수집하고, 120 미만의 사례가 있는 경우 그에 대한 대책을 수립해야 한다.

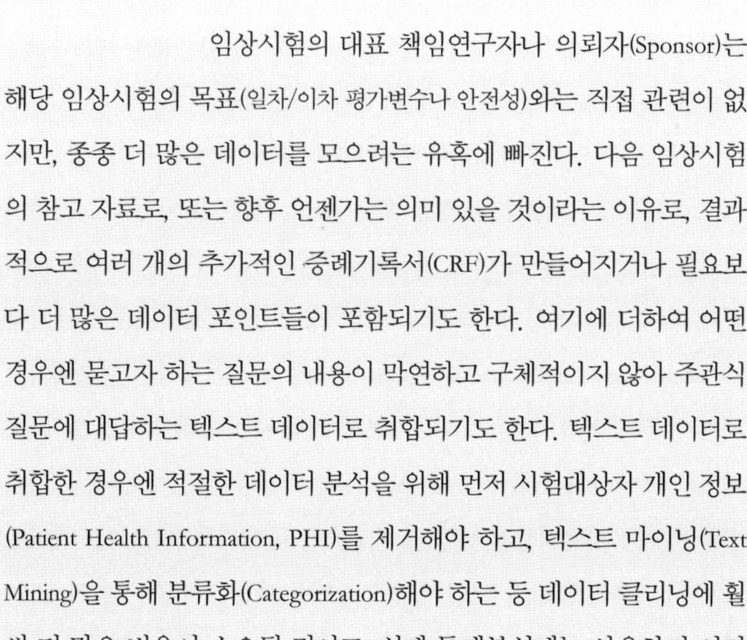

잠깐만요!

연구 목표에 부합하고, 분석 가능한 데이터만 모을 것!

임상시험의 대표 책임연구자나 의뢰자(Sponsor)는 해당 임상시험의 목표(일차/이차 평가변수나 안전성)와는 직접 관련이 없지만, 종종 더 많은 데이터를 모으려는 유혹에 빠진다. 다음 임상시험의 참고 자료로, 또는 향후 언젠가는 의미 있을 것이라는 이유로, 결과적으로 여러 개의 추가적인 증례기록서(CRF)가 만들어지거나 필요보다 더 많은 데이터 포인트들이 포함되기도 한다. 여기에 더하여 어떤 경우엔 묻고자 하는 질문의 내용이 막연하고 구체적이지 않아 주관식 질문에 대답하는 텍스트 데이터로 취합되기도 한다. 텍스트 데이터로 취합한 경우엔 적절한 데이터 분석을 위해 먼저 시험대상자 개인 정보(Patient Health Information, PHI)를 제거해야 하고, 텍스트 마이닝(Text Mining)을 통해 분류화(Categorization)해야 하는 등 데이터 클리닝에 훨씬 더 많은 비용이 소요될 것이고, 실제 통계분석에는 사용하기 어려울 가능성이 크다.

이런 정량화 되기 힘든 '예비적' 데이터는 결국 분석에 사용할 수 없고, 추가 비용과 연구의 지연을 초래할 수 있다. 비필수적 증례기록서(CRF)로 인해 사이트는 시험대상자 데이터 수집에 더 오랜 시간을 소비해야 하고, 이렇게 수집된 데이터는 많은 비용과 노력이 투입되는 데이터 모니터링의 업무량을 증가시킨다. 결국 많아진 업무량으로 인해 사이트는 해당 임상시험과 경쟁 관계에 있는 다른 임상시험으로 더 많은 환자를 유도할지도 모른다.

불필요한 데이터 취합을 사전에 방지하고 연구 목적에 필수적인 데이터 수집의 누락을 막기 위해서는, CRF에 취합되는 모든 데이터가 임상시험의 목표와 관련되어 있는지, 통계적으로 분석 가능한지를 항상 고려해야 한다. 따라서 모든 CRF는 다른 임상팀과 함께 임상통계 전문가의 리뷰가 필수적으로 요구된다.

일반적으로 임상시험 관리 시스템(EDC-CTMS)은 데이터 관리자에게 임상시험 운영 단계에서 수집되는 데이터에 대한 계속적인 모니터링을 수행할 수 있도록 다양한 도구를 제공한다.

- Edit Check(Data validity check)

  데이터 누락이나 유효성 확인을 위한 기본적 확인 기능으로, 개별 데이터 항목과 관계없이 보편적(Generic)으로 적용되는 데이터 검증 절차이다.

  - 예컨대 필수 항목에 대한 입력을 하지 않은 경우 또는 입원 날짜나 몸무게와 같이 날짜나 숫자 항목에 텍스트 데이터를 입력한 경우 시스템은 경고 메시지를 출력하여 데이터 수집에 이상이 있음을 보여준다.

- Programmed Rule Check(Data verification check)

  개별 증례기록서(CRF)의 특정 데이터 항목에 대한 좀 더 심도 깊은 데이터 검증 절차로, 항목별 또는 항목 간 논리적 적합성 확인을 위해 사전에 프로그래밍된 검증 절차이다.

  - 예컨대 임상시험 계획서(Protocol)의 시험대상자 선정/제외 기준(Inclusion/Exclusion Criteria)에 규정된 시험대상자의 나이 범위(18~65세)를 벗어난 경우나 무작위 배정(Randomization) 일시가 치료약 투약 일시보다 늦은 경우와 같이 논리적 적합성을 벗어난 경우 시스템은 에러 메시지를 출력한다.
  - 에러 수준은 Data Management Plan에 따라 단순 경고, 거부, 프로토콜 위반(Protocol Deviation, Violation) 등과 같이 여

러 수준으로 나뉠 수 있다. 프로토콜 위반이 발생할 경우 Data Manager의 후속 관리가 필요하다.

- Skip Logic Check

  데이터 항목 간의 관계와 그 답변 선택에 따라, 종속된 항목이 활성화 또는 비활성화되어 데이터 입력 오류를 최소화하는 보조 절차이다.

  – 예컨대 시험대상자 입원 여부를 묻는 항목에 '예'라고 답변하였을 경우에만 입원 날짜 항목을 활성화하여 데이터 입력이 가능하도록 해야 한다. 반대의 경우 비활성화하여 입력을 불가하게 한다.

- Outlier Data Check

  임상적 측정치(Lab data)와 같이 수치(Numerical value) 항목의 경우, 수집된 데이터를 분석하여 전체 데이터군과 대비하여 '예외적으로' 높거나 낮은 측정값을 보여준다.

  – 이상치(Outlier Candidate) 경고 정보는 Data Manager가 특정된 시험대상자의 데이터를 좀 더 주의 깊게 살펴보도록 돕고, 데이터 품질 문제를 사전에 예방한다.

- Data Query(Data Clarification Request)

  증례기록서(CRF)의 특정 항목이나 항목 간 관계에 대한 문제점을 Data Manager나 CRA가 인지했을 경우, 질의하고 그 답변을 얻는 등 DM/CRA와 사이트 간의 의사소통(Communication)을 보조하는 절차이다.

- 시험대상자 등록 현황, 방문 스케줄 및 현황, 사이트별 시험대상

자 등록 및 CRF/Query 수집 상태 등 각종 통계적 보고서와 시각화된 그래프 등이 제공된다.

데이터 관리자는 이러한 여러 가지 시스템 도구들을 이용하여 데이터 관리를 하는 것 이외에, 임상시험 계획서(Protocol)에 규정된 치료 절차상의 복잡성이나 증례기록서(CRF) 디자인상의 문제로 구조적/계속적으로 발생하는 데이터 오류와 임상시험 계획서 위반 사항(Protocol Deviation)을 지속적으로 모니터링해야 한다. 이런 문제점들은 향후 임상시험 운영위원회(Steering Committee)에 보고한 후 임상시험 계획서(Protocol) 수정이나 증례기록서(CRF) 디자인 변경으로 개선되어야 한다.

의뢰자(Sponsor)는 시험대상자 모집 및 증례기록서(CRF) 데이터 수집과 관련된 여러 지표 등 데이터 관리 리포트를 통해 주기적으로 진행 현황을 파악하고, 문제점이 특정되었다면 해결책을 수립하거나 추가적인 정보를 요구해야 할 것이다.

임상 모니터링(Clinical Monitroing)

임상 모니터링은 일반적으로 임상시험 운용비용의 40~50% 정도를 차지하는 가장 많은 비용과 자원이 투여되는 노동 집약적인 분야이다. 과거에는 많은 제약사가 임상시험 모니터(CRA)를 직접 고용해 임상 모니터링을 진행했지만, 1990년대 말부터 비용 절감을 위해 임상시험 수탁기관(CRO)을 통해 외주화하고 최소의 모니터링 점검(Audit) 인력만을 직접 관리하는 방식으로 변화되어 왔다. 하지만 이런 변화에도 불구하고 여전히 많은 비용이 임상 모니터링에 소요되는 바, 관련 비용을 최소화하기 위한 여러 가지 새로운 방법론이 시도되고 있다.

미국 FDA와 유럽 EMA 또한 최근까지 "일반적으로 임상시험 실시 전, 실시 중, 종료 후에 온사이트 모니터링이 필요하다(In general there is a need for on-site monitoring, before, during, and after the trial)"[28]라는 전통적인, 사이트 직접 방문 모니터링에 대한 입장만을 견지해 왔으나, 2013년 이후 발표된 여러 가이드라인은 새롭고 다양한 모니터링 방법론에 대한 가능성을 넓혀 주었다. 통계학적 중앙 모니터링(Central statistical monitoring) 또는 위험도에 기반한 모니터링(FDA guideline for Risk-based monitoring)[29, 30]을 포함하여, ICH-GCP는 기존 지침에 더하여 아래의 조항을 덧붙였다.

> "임상시험 주관기관은 임상시험 모니터링을 위한 시스템적이고, 순위화된, 위험도 기반 모니터링 방법론을 개발해야 한다. 여기서 기술되는 모니터링의 범위와 성격에 있어서의 유연성은 모니터링의 효율성과 유효성을 향상시키기 위한 다양한 방법론들을 가능하도록 하기 위함이다. 주관기관은 사이트 방문 모니터링, 중앙화된 모니터링, 또는 두 방법 간의 조합 등을 적정한 범위 내에서 선택할 수 있다.
>
> The sponsor should develop a systematic, prioritized, risk-based approach to monitoring clinical trials. The flexibility in the extent and nature of monitoring described in this section is intended to permit varied approaches that improve the effectiveness and efficiency of monitoring. The sponsor may choose on-site monitoring, a combination of on-site and centralized monitoring, or, where justified,

centralized monitoring."

- 의약품 규제 조화 위원회(International Conference on Harmonization, ICH) 의약품 임상시험 관리기준(Good Clinical Practice, GCP) E6 R2[31]

전통적인 사이트 방문 모니터링(On-site Monitoring)은 사이트에 임상시험 모니터(CRA)가 직접 방문해서 시험대상자 전자의무기록(Electronic Medical Record, EMR), 시험대상자 동의서와 개별 증례기록서 등을 확인하여 EDC-CTMS에 취합된 정보와 비교하는 근거 자료 확인(Source Data Verification, SDV) 업무와 사이트 및 연구자들이 갖추어야 하는 여러 규제 문서를 적절히 관리하고 있는지 확인하는 규제 준수 확인 업무, 연구 시설물 및 치료 약물의 관리 상태 등을 확인하는 업무 등을 포함한다. 이러한 사이트 방문을 통한 업무는 모니터링 업무 중에 가장 주요하고 핵심적인 업무이고, 임상시험 실시 전, 실시 중, 종료 후에 필수적으로 이루어져야 한다.

최근에는 통계학적 방법론, 인공지능의 머신러닝(Machine Learning) 알고리즘을 포함한 여러 시스템적 도움을 통해 새롭고 효율적인 모니터링 방법론들이 광범위하게 채용되고 있다.

위험도 기반 모니터링(Risk-based monitoring)은 미리 선정된 위험 요인과 그 위험도에 따라, 이미 취합된 데이터를 분석하여 높은 위험이 예상되는 사이트를 필터링하여 그 결과에 따라 사이트 모니터링의 빈도를 높이고, 반대로 위험도가 낮은 사이트나 위험도 낮은 데이터 항목의 경우 차후 모니터링에서 제외하거나 빈도를 줄이는 모니터링 기법이다. 따라서 높은 위험도를 가진 사이트와 데이터 항목은 100% 전

수 모니터링의 대상이 되거나 더 많은 모니터링이 필요할 수 있겠지만, 전체적으로는 고비용의 사이트 방문 모니터링의 수요를 줄이는 방향으로 변화되고 있다. 또 다른 새로운 경향은 원격 모니터링(Remote monitoring)이다. 개인정보 보호 등 법규상 불가능한 경우도 많지만, 사이트 방문 대신에 임상시험 수탁기관(CRO) 사무실에서 원격으로 시험대상자 병원 전자의무기록(EMR)에 접근하여 모니터링을 진행하거나, 필수적인 시험대상자 정보를 암호화 송부하여 원격으로 모니터링을 진행하기도 한다.

이런 다양한 방법론이 가능하게 된 것은 현대적 임상시험 관리시스템(EDC-CTMS)의 출현 때문이다. EDC-CTMS은 다양한 그리고 의미있는 관련 정보를 종합적으로 제공하여 어떤 사이트에, 어느 시험대상자 데이터에 문제가 있는지, 아니면 있을 것으로 의심되는지를 보여주기 때문에 사이트 방문 모니터링의 필요성을 추천하기도 하고(Risk-based monitoring), 모든 시험대상자의 데이터를 전수 모니터링하는 대신 중요하고 의미 있는 참여자(첫 번째 시험대상자, 데이터상 위험도 높은 시험대상자, 또는 무작위로 선정된 시험대상자)의 핵심 증례기록서(CRF) 데이터만을 모니터링하도록 돕는 모니터링 업무 계획서를 자동 생성하여 임상시험 모니터(CRA)에게 제공하기도 한다.

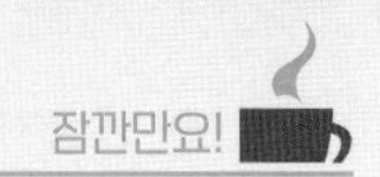

이와 같은 모니터링 방법론의 변화는 사이트 방문 모니터링의 빈도를 줄여 임상시험 모니터(CRA)에 대한 수요를 줄일 수 있다. 반대로 IT 기술과 통계적 방법론을 통한 원격 모니터링(Remote Monitoring)이나 통계 기법을 이용한 데이터 모니터링(Central statistical monitoring)을 수행할 데이터 관리자에 대한 수요는 더 많아질 수 있다.

이는 상대적으로 평균 인건비가 저렴한 데이터 관리자에 의존한 모니터링 방법론이 의뢰자(Sponsor)와 임상시험 수탁기관(CRO)의 이익에도 더 부합하기에 이런 경향은 더 확대될 것이다. 또한 임상시험 운영에 있어, 원격으로 가능한 업무 분야가 넓어지면서, 영어권 국가이면서 인건비가 상대적으로 저렴한 호주와 인도 등에 글로벌 임상시험을 수행하는 CRO들이 많이 출현하고 있다.

최근 한 연구[32]는 11개 임상시험에 참여한 156개 임상 사이트를 위험도 기반 모니터링(Risk-based monitoring)군과 전통적인 사이트 방문 모니터링(On-site monitoring with full source data verification)군으로 무작위 배정(Randomization)한 후, 두 군 간의 데이터 정확성을 비교 연구한 결과를 발표하였다.

	위험도 기반 모니터링 Risk-based monitoring	사이트 방문 모니터링 On-site monitoring	소계 Total
사이트 수	80	76	156
모니터링 대상 시험대상자 수	863	755	1,618
모니터링 이슈 발견된 시험대상자 수	511 (59.2%)	485 (64.2%)	996
사이트당 모니터링 횟수	2.7	5.4	
대상 증례기록서(CRF)	시험대상자 동의서(Inform consent process), 시험대상자 선정(Patient selection), 개입(Intervention), 유효성 평가(Endpoint assessment), 주요 이상반응 보고(SAE reporting) 등		

각 군별 모니터링 이슈를 도매인별로 분석한 결과, 해당 연구는 위험도 기반 모니터링이 전통적인 사이트 방문 모니터링 대비, 적은 모니터링 횟수로 50% 이상 적은 비용과 시간을 투입했음에도 불구하고 데이터 적합성(Data integrity)에 있어 열등하지 않다는 것을 밝혀냈다.

임상 점검(Clinical Audit)

의뢰자(Sponsor)나 규제기관에서 진행하는 품질 보증(Quality Assurance, QA) 감사 절차는 임상시험 모니터(CRA)가 진행하는 모니터링과 크게 다르지 않다. 품질보증(QA)의 목적은 임상 모니터링의 수행 목적과 유사하게 사이트에서 수행하고 있는 임상 절차가 임상시험 계획서(Protocol)와 기타 규제기관에서 요구하는 방법론을 따르고 있는지, 데이터의 작성, 수집 및 보고 절차가 이 방법론을 준수하여 진행되었는지를 확인하는 것이다. 하지만 여기에 더하여 의뢰자(Sponsor)의 경우 임상 점검 과정을 통해 임상시험 품질관리의 주체인 CRA별 모니터링 품질을 동일한 수준으로 유지할 수 있고, 다국가 임상시험의 경우 국가별 지역별 품질 차이를 해소하는 것이 목적이 될 수 있다.

품질보증(QA) 점검을 받는 경우 사전에 아래와 같이 체크리스트를 만들어 준비한다.

- 연구 참여자 리스트(기본 개인정보, 역할, 연구 참여 시작/종료 날짜 등)
- 미팅 참석할 인원 및 준비 문서 확인
- 근거문서(Source document, 서명 날인된 환자 동의서 포함) 등 임상시험에 관련 문서들
- 모든 버전의 임상시험 심사위원회(IRB)에 승인된 시험 프로토콜, 환자 동의서, 그 외 IRB 관련 문서들
- 이상반응(AE) 보고 등 안전성 관련 문서
- 전자의무기록(Electronic Medical Record, EMR)/의료영상저장전송

시스템(Picture Archiving and Communication System, PACS) 등에 대한 접근 권한 확보
- 시험약품 관리 대장 및 병원 약국 실사방문 사전 준비
- 기타 규제 관련 서류 및 표준작업지침서(SOP) 준비

임상시험 종료 분석 단계

마지막 시험대상자의 마지막 방문이 완료된 시점 이후의 단계이다. 하지만 일반적으로 Topline 데이터와 그 분석 결과(Topline Results)를 마지막 시험대상자 방문 후 2주에서 1달 내에 산출하는 것을 목표로 하기에, 관련된 종료 분석 업무는 예상되는 마지막 시험대상자의 최종 방문일 몇 개월 전부터 준비되어야 한다.

데이터 관리자 그룹은 데이터 클리닝 업무를 중심으로 종료 단계를 준비해야 하고, 마지막 시험대상자 방문 후 가능한 한 신속히 데이터베이스 잠금(Database Lock) 업무를 종료해야 한다. 임상시험 모니터(CRA) 그룹은 사이트별 마지막 시험대상자의 추적관찰(Follow-up) 업무가 종료되고 데이터 클리닝 업무가 종료되면, 사이트 종료(Site close-out) 모니터링 방문을 실행한다. 사이트 종료 시 확인 사항 리스트는 사이트에 사전에 제공하여 가능한 빨리 종료 업무를 끝낼 수 있도록 조율하도록 한다.

통계팀은 임상시험 예상 종료시점 몇 개월 전부터, Topline 데이터 산출을 위한 데이터 클리닝과 통계 프로그래밍을 시작하여 계획한 산

출물(Tables, Listings and Figures)을 사전에 준비한다. 각각의 산출물에 대해 이중 프로그래밍(Double programming) 과정을 통해 오류 여부를 사전에 검증하고, 최종 임상시험 통계분석 결과(Final Statistical Analysis Reporting) 제출도 준비한다.

프로젝트 매니저, 인허가 담당 인력(Regulatory Affairs, RA) 등 모든 관련 그룹은 임상시험 마스터 파일(Trial Master File) 외 규제기관에 제출해야 할 문서를 완료한다. 해당 임상시험 이후에 후속 또는 추가적인 임상시험을 수행해야 한다면 FDA 사전 미팅을 준비해야 한다.

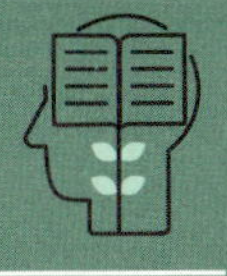

6장

임상시험 어떻게 승인받을까?

의뢰자(Sponsor)인 제약기업이나 바이오 회사의 입장에서 임상시험의 목적은 최단 기간에 신약 후보물질에 대한 안전성과 유효성을 입증하여, 한국 식품의약품안전처나 미국 FDA와 같은 규제기관으로부터 신약허가를 받는 것이다. 이제까지 효과적인 임상시험 계획과 운영에 관해 살펴보았다면, 이 장에서는 미국 FDA를 중심으로 임상시험 관련 규제 및 승인 절차에 대해 살펴보도록 하겠다.

임상시험 계획 단계에서부터 대상 국가의 법령 및 규제, 가이드라인을 신중히 고려하여 준비한다면 이후 임상시험 계획 승인신청(Investigational New Drug, IND), 신약허가신청(New Drug Application, NDA) 및 심사허가 단계에서의 지연으로 발생할 수 있는 막대한 손실을 막을 수 있을 것이다.

임상시험에 대한 정부 기관의 규제 필요성

생명과 건강을 담보로 하는 임상시험으로부터 우리를 보호하라

임상시험이 다른 순수 과학분야의 연구 또는 기초의학연구와 다른 점은 바로 우리 자신, 사람을 대상으로 한다는 것이다. 우리의 생명권과 건강권에 직접적인 영향을 미치는 임상시험에 대한 정부의 규제는 우리의 생명권에 대한 최소한의 보호장치라 할 수 있다.

질병의 예방, 진단 또는 치료라는 신약개발의 합목적성에도 불구하고, 이윤과 성과를 목적으로 하는 제약기업에게 그 기업 목적에 앞서 윤리성과 공익을 자율적으로 우선시할 것을 기대하는 것은 무리이다. 역사적으로도 신약허가라는 임상연구의 목적을 달성하기 위해 비윤리적인 방법으로 시험대상자의 건강과 생명이 희생되는 사례도 많았기 때문에, 오랜 기간에 걸쳐 그러한 문제점을 극복하기 위한 많은 규제와 가이드라인이 만들어진 것이다.

까다롭고 복잡해 보이는 절차와 규제들은 알고 보면 비윤리적인 시험 과정으로부터 우리를 보호하고 제약회사들이 안전성과 약효가 검증된 신약만을 판매하도록 하기 위함이다.

이미 허가된 약품의 숨겨진 부작용으로부터 우리를 보호하라

법규와 규제에 준하여 신약개발 과정이 순조롭게 이루어지고 시판허가를 받았다 하더라도, 임상시험 과정에서 발견되지 않은 심각한 부작용이 허가 후에 발견되어 판매 중지 명령을 받는 경우도 있다. 임상시험의 설계 단계에서 안전성에 영향을 미칠 조건들을 사전에 차단하고 그 가능성을 최소화하려 하지만, 미처 고려하지 못한 다른 약물 또는 기저질환(Underlying medical condition)과의 교호 작용(Interaction)으로 인해 심각한 부작용이 발생할 가능성은 항상 존재한다. 따라서 규제기관은 허가된 약에 대해서도 시판 후 안전성조사(Post Market Surveillance, PMS)나 이상사례 보고제도 등을 통해 심각한 부작용이나 이상사례를 가능한 한 신속하게 감지하려 하고 있다. 이런 법적, 시스템적 규제 과정을 통해 심각한 부작용이나 생명을 위협하는 사례가 지속적으로 보고된다면 그 허가는 취소된다. 설령 허가 취소된 약물에 의한 직접적인 부작용을 경험하지 않았다 하더라도, 그동안 처방받아 사용했던 많은 환자와 보호자들은 그 당혹감과 혼란 속에서 빠져 나오기 어려울 것이다.

2019년 9월, 위궤양 치료제로 널리 복용되던 잔탁과 같은 라니티딘(Ranitidine) 성분 269개 의약품에서 발암추정물질 'N-니트로소디메틸아민(NDMA)'이 검출되어, 식품의약품안전처는 해당 약품군에 대해 안전성이 확인될 때까지 잠정적인 판매 중지 명령을 내렸다.[33] 다른 대표적인 예로는 다국적 제약회사인 미국의 머크(Merck)가 1999년 출시한 이후로 널리 이용되어 왔던 관절염 통증 완화제 '바이옥스(Vioxx)'는 심장마비(Heart attack) 및 급성 심장사(Sudden cardiac death) 등 심각한 부작용이 다수 보고된 후 2004년에 시판이 중지되었다. 포브스(Forbes)의 한 기사에 의하면 '바이옥스(Vioxx)' 복용으로 인한 사망이 60,000건에 이른다고 추정했으며, 이는 베트남 전쟁에 참전하여 전사

한 미군의 숫자와 비슷한 수준이라 평했다.[34]

임상시험 종사자로서 때로는 규제기관이 까다로운 규정이나 강화된 기준을 제정함으로써 우리의 업무를 과중하게 만드는 얄미운 존재처럼 보일 때도 있지만, 시민의 한 사람으로 생각해보면 약효 없는 엉터리 약이나 약물의 심각한 부작용으로부터 우리의 건강과 안녕을 지켜주는 고마운 안전장치이기도 한 것이다.

각 나라별 임상시험 규제기관

한국의 식품의약품안전처(Ministry of Food and Drug Safety, MFDS), 미국의 식품의약품청(U.S. Food and Drug Administration, FDA), 유럽연합의 EMA(European Medicines Agency), 영국의 MHRA(Medicines and Healthcare products Regulatory Agency), 일본의 PMDA(Pharmaceutical Medical Device Agency), 캐나다의 Health Canada, 호주의 TGA(Therapeutic Goods Administration), 스위스의 Swissmedic, 중국의 NMPA(National Medical Products Administration) 등이 각 국가별 대표적 규제기관이다. 국가마다 규제기관의 명칭과 역할은 다소 차이가 있지만 자국민의 건강을 지키고 유효한 의약품을 안전하게 사용할 수 있도록 한다는 공통의 목적을 가지고 있다.

미국의 식품의약품청(U.S. Food and Drug Administration, FDA)

1848년 미국 FDA의 전신이 만들어졌지만, 1906년 '순수 식품과 약품법(Pure Food and Drugs Act)'이 통과된 후 현재 FDA 역할과 유사한 식품과 약품에 대한 허가와 감시 업무를 시작하였다. 1992년 점차 더 지연되는 신약허가 기간을 줄이기 위해 '처방의약품 허가신청자 비용부담 제도(Prescription Drug User Fee Act, PDUFA)'가 제정되었다. 이를 통해 얻어진 재정적 지원을 기반으로 FDA는 심사관을 대폭 증원하고 신약 심사체제를 강화하여 심사를 신속하게 진행할 수 있게 되었다. 이 법에 따라 신약허가를 신청하는 제약기업은 심사에 소요되는 비용을 직접 부담하게 되었고, 2020년 기준 FDA는 전문의약품 34억 원($2,943K), 제네릭의약품 2억 원($176K), 바이오시밀러 20억 원($1,747K)의 심사비용을 요구하고 있다.

1997년에는 'FDA 현대화법(FDA Modernization Act of 1997)'이 통과되어 규제 집행을 중심으로 한 FDA의 역할이 의약품 등의 개발과 승인을 지원하는 방향으로 전환되었다. 이 법을 근거로 FDA는 PDUFA를 연장하여 재정적 기반을 마련하고, 신약 심사를 포함한 규제 및 승인 처리 절차를 효율화하는 여러 새로운 프로그램을 시작하였다. 예컨대 사회적 중요도와 가치가 높은 의약품의 신속한 심사를 목적으로 하는 신속허가제도, 소외되어 왔던 소아용 치료약의 개발촉진 등 의약품 개발 지원에 대한 여러 시책을 시행하게 되었다.

FDA 내 대부분의 의약품 심사와 승인을 담당하는 조직인 의약품평가연구센터(Center for Drug Evaluation and Research, CDER)는 2018년 59개의 신약을 허가하였고, 2019년에는 이보다는 다소 적은 48개를 허가하였다. 전 세계적인 Covid-19 팬데믹 기간인 2020년과 2021년에도 각각 53개와 50개의 신약을 허가하였고 2022년에는 최근 들어 가장 적은 숫자인 33개를 허가하였다(FDA, 2022). 이는 지난 10년간 평균 33개의 신약을 심사 허가한 것과 비교하면 현저하게 많은 수의 신약이 허가된 것이다. 2021년에 허가된 50개의 신약 중 54%인 27개가 '혁신신약(First in class)'으로, 52%인 26개가 '희귀의약품(Rare or orphan disease)'으로 분류되어 대부분 최근 몇 년간 FDA가 새롭게 시작한 여러 가지 신속심사 프로그램을 통해 승인된 것이다. 개발 대상인 신약이 일반의약품이 아닌 희귀의약품·제네릭의약품·혁신의약품으로 분류될 수 있다면, 일반 승인제도(평균 12개월)보다 더 빠른 신속개발 및 심사제도(평균 8개월)를 통해 신약 심사를 받을 수 있다.

의약품 평가연구센터(CDER) 심사조직의 특성은 기본적으로 의뢰자(Sponsor)가 제출한 데이터에 근거하여 해당 신약 후보물질을 담당하는 팀 내에서 독자적으로 임상시험의 결과를 분석 및 평가하여 심사를 완결한다. 또한 FDA는 의약품의 연구개발 초기부터 제약회사의 질의에 답변하고 의견과 가이드라인을 제시하는 등 신약개발을 적극적으로 지원하고 있다.

개발 물질이 세포나 유전자 치료제, 백신, 혈액성분제제인 경우 바이오의약품 평가연구센터(Center for Biologics Evaluation and Research, CBER)를 통한 심사를 받아야 하고, CBER는 2021년 13건, 2022년 12건의 신약을 허가하였다.

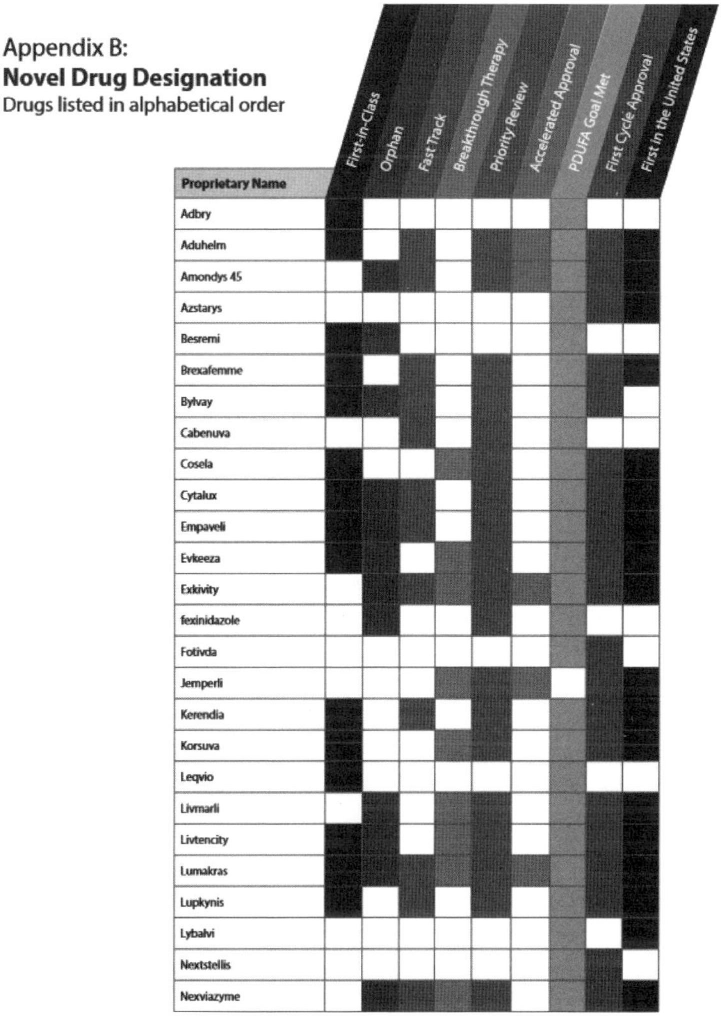

Appendix B:
Novel Drug Designation
Drugs listed in alphabetical order

Proprietary Name	First-in-Class	Orphan	Fast Track	Breakthrough Therapy	Priority Review	Accelerated Approval	PDUFA Goal Met	First Cycle Approval	First in the United States
Adbry									
Aduhelm									
Amondys 45									
Azstarys									
Besremi									
Brexafemme									
Bylvay									
Cabenuva									
Cosela									
Cytalux									
Empaveli									
Evkeeza									
Exkivity									
fexinidazole									
Fotivda									
Jemperli									
Kerendia									
Korsuva									
Leqvio									
Livmarli									
Livtencity									
Lumakras									
Lupkynis									
Lybalvi									
Nextstellis									
Nexviazyme									

2021년 FDA 허가된 의약품 중 신속개발 및 승인제도 이용 현황

출처: New Drug Therapy Approvals 2021, US FDA, https://www.fda.gov/media/155227/download

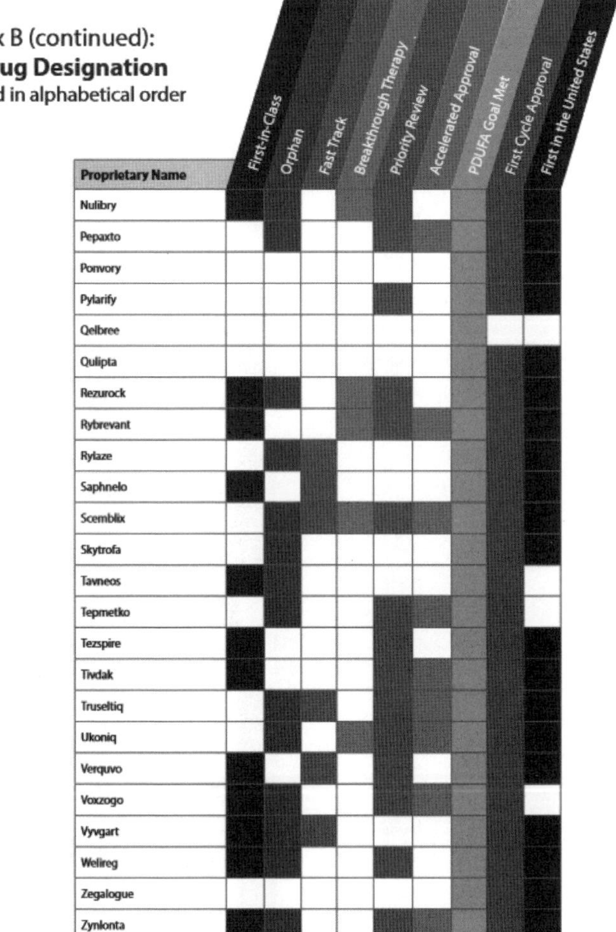

Appendix B (continued):
Novel Drug Designation
Drugs listed in alphabetical order

Proprietary Name	First-In-Class	Orphan	Fast Track	Breakthrough Therapy	Priority Review	Accelerated Approval	PDUFA Goal Met	First Cycle Approval	First in the United States
Nulibry	●	●		●	●		●	●	●
Pepaxto		●			●	●	●	●	●
Ponvory							●	●	●
Pylarify					●		●	●	●
Qelbree							●		
Qulipta							●	●	●
Rezurock	●	●		●	●		●	●	●
Rybrevant	●			●	●	●	●	●	●
Rylaze		●	●				●	●	●
Saphnelo	●		●				●	●	●
Scemblix		●	●	●	●	●	●	●	●
Skytrofa		●					●	●	●
Tavneos	●	●					●	●	
Tepmetko		●			●	●	●	●	
Tezspire	●				●		●	●	●
Tivdak	●				●	●	●	●	●
Truseltiq		●	●		●	●	●	●	●
Ukoniq		●		●	●	●	●	●	●
Verquvo	●		●		●		●	●	●
Voxzogo	●	●			●	●	●	●	
Vyvgart	●	●	●				●	●	●
Welireg	●	●			●		●	●	●
Zegalogue							●	●	●
Zynlonta	●	●			●	●	●	●	●

2021년 FDA 허가된 의약품 중 신속개발 및 승인제도 이용 현황 (계속)

출처: New Drug Therapy Approvals 2021, US FDA, https://www.fda.gov/media/155227/download

* 위와 같이 많은 의약품들이 하나 이상의 FDA 신속개발 및 승인제도를 통해 승인되었다.

임상시험 계획 승인신청 (Investigational New Drug, IND)

임상시험 계획 승인신청(IND)이란 무엇인가?

임상시험 계획 승인신청(Investigational New Drug, IND)이란 미국의 규제기관인 FDA로부터 임상시험을 시작할 수 있도록 공식적으로 허가받는 것을 의미한다. 전임상시험을 통해 발굴된 유력한 신약 후보물질에 대해서 그 안전성과 유효성을 검증하기 위해 사람을 대상으로 직접 임상시험을 시작하고자 할 때, IND 승인이 있어야 비로소 임상시험을 시작할 수 있다.

미국 임상시험은 미국 내 의약품 허가의 기본법령인 '연방 식품 · 의약품 · 화장품법(Federal Food, Drug, and Cosmetic Act)'의 제505, 506조(Section)와 미국 연방 규정집(Code of Federal Regulations, CFR)의 Title 21에 준거하여 규제된다. 또한 여러 추가적인 임상시험 관련 지침(Guideline)을 통해 FDA는 법규정의 범위 내에서 자신의 견해를 밝히기도 한다.

IND 승인을 받게 되면 아직 시판허가를 받지 않은 임상시험용 의약품(Investigational Product, IP)을 사용한 임상시험이 가능해 지고, 그 의약품의 주경계선(Stateline) 간 이동이 합법적으로 가능해진다. 즉, IND 승인이 있어야 임상시험을 수행하는 사이트 및 연구기관에 시험약품을 합법적으로 배송할 수 있다는 의미이다.

임상시험 계획 승인신청(IND) 제출자료

IND 승인을 위해 준비해야 하는 문서는 크게 3가지로 나눌 수 있다. ① 기초연구단계에서부터 동물시험까지의 전임상 자료(Animal Pharmacology and Toxicology Studies), ② 시험약품의 화학·제조 및 품질관리에 관한 자료(Chemistry, manufacturing, and control information, CMC), ③ 임상시험 및 연구자에 관한 정보(Clinical Protocols and Investigator Information) 등이 그것이다.

IND 제출 시에는 구체적으로 다음과 같은 서류[35]를 갖추어야 한다.

(1) 표지(Cover letter)

임상연구 제목, 적응증 및 조건, 시험약 제조사명 및 정보 등을 간략히 포함한 1장 이내의 문서 표지

(2) FDA 신청양식(Regulatory Form)

- FDA 양식 1571(Form 1571): 임상시험 계획 승인신청서
  의뢰자(Sponsor) 이름, 주소, 신약명 및 대상 적응증, 임상시험 단계 등 행정적 기본정보를 제공하는 기본 문서이다.
- FDA 양식 1572(Form 1572): 연구자 선언서(Statement of investigator)
  - 임상연구 책임자·연구기관·IRB의 기본 정보, 관련 법규와 연구 윤리를 준수하여 임상시험을 수행한다는 법적 책임에 동의하는 문서로 모든 연구자는 해당 문서를

제출해야 한다.

- 추가적으로 경제적 이해 관계를 명시하는 FDA 양식 3454와 3455(Form 3454, 3455 - Certification and Disclosure of the Financial Interests and Arrangements of Clinical Investigators)를 제출해야 한다.

- FDA 양식 3674(Form 3674): 임상시험 연구자는 미국 임상시험등록 웹사이트인 ClinicalTrials.gov에 임상연구 기본정보를 의무적으로 등록하고 결과 보고에 동의한다는 문서를 제출해야 한다. 2020년부터 해당 의무를 이행하지 않는 경우 지체된 일수 × $12,000의 벌금이 부과된다.
- FDA 양식 3792(Form 3792): 공중보건서비스법(The Public Health Service Act, PHSA) 351(k)에 따라 바이오시밀러(Biosimilar) 생물제제 의약품일 경우 FDA 양식과 함께 추가적인 자료를 제출해야 한다.

(3) 목차(Table of Contents)

FDA 심사 담당자들이 임상시험 계획 승인신청을 위해 제출된 문서들을 쉽고 빠르게 검토할 수 있도록 정리된 목차를 제공해야 한다.

(4) 소개문 및 개략적 연구계획(Introductory statement and general investigational plan)

최초 IND 제출 시에는 많은 경우 전체적인 임상시험 연구 계획이 구체적으로 확정되지 않고, 여러 부분이 임시로 서술된 경우가 많다. 이러한 변경 가능성에도 불구하고, 향후 시험약의 대략적인 연구계획 및 개발 방향을 FDA가 예상할 수 있도록 아래의 정보를 포함하여 제출해야 한다.

- 소개문(Introductory statement)에는 다음 사항을 포함한다.
  - 시험약과 모든 활성물질의 명칭, 시험약의 약리학적 분류(Pharmacological class), 구조적 화학식(Structural formula), 사용될 투여 형태와 투여법(The route of administration), 임상시험의 개괄적 목표와 기간, 주요 참여 연구자
  - 시험약을 사용하여 이전에 수행한 임상시험 정보 요약(기존 IND 정보 포함), 시험약에 대한 다른 국가에서의 연구나 판매 사례, 만약 다른 국가에서 판매나 연구가 중지되었다면 그 이유 등
- 개략적 연구계획에는 다음 사항을 포함한다.
  - 시험약 연구의 근거와 필요성
  - 해당 적응증
  - 시험약 안전성 및 유효성 평가 방법
  - IND 신청 후 첫 해에 시행될 임상시험의 종류
  - 추정 시험대상자 수
  - 해당 시험약이나 관련된 약물들에 대한 동물연구 또는 기존의 사람대상 연구의 독성학적 데이터를 통해 예상되는 심각한 위험 요인 등

- 2~3페이지 정도로 작성한다.

(5) 임상시험 연구자 자료집(Investigator's Brochure, IB)

연구자 자료집(IB)이란 임상시험 대상자에게 시험약품을 투여하는 연구자가 사전에 숙지해야 하는 시험약품과 관련된 포괄적인 정보(임상 및 비임상 정보)를 제공하는 문서를 말한다.

임상시험 연구자 자료집은 다음의 정보를 포함한다.

- 약물물질 및 제형(Drug substance and formulation, including the structural formula)
- 동물이나 사람에 대한 약리학적(Pharmacological), 독성학적(Toxicological) 효과
- 동물이나 사람에 대한 시험약의 약동학적(Pharmacokinetics), 생물학적(Biological) 특성
- 기존 임상시험으로부터 얻어진 안전성과 유효성에 관련된 정보
- 해당 시험약품이나 관련된 약물들에 대한 기존 연구를 통해 예상되는 잠재적 위험성과 부작용, 임상시험 목적으로 사용될 경우 특별히 모니터링해야 할 사항이나 주의사항
- 연구자 자료집(IB)에 기술된 이상사례 목록은 향후 임상시험 수행 중에 발생할 수 있는 심각한 이상사례(Serious Adverse Event) 보고 기준 중의 하나인 '예상되는(Expected)' 요소를 판별하는 중요한 기준이 된다. 심각한 이상사례로 판별

될 경우에는 의무적으로 FDA에 보고해야 한다.

(6) 임상시험 계획서(Protocol)

최초의 임상시험 계획 승인신청(IND)을 위해서는 임상시험 계획서(Protocol)를 제출하고, 추가적인 임상시험을 진행하거나 진행 중에 연구계획서가 변경되는 경우 연구계획서 변경(Protocol Amendment)을 보고해야 한다. 임상시험의 단계(Phase)에 따라 그 내용이 달라질 수 있지만 기본적으로 다음과 같은 세부 사항들을 포함해야 한다.

- 연구의 목적과 대상
- 주요 연구자(Investigator)의 이름, 주소, 자격(의료면허, CV 등), 연구기관 정보, IRB 정보
- 시험대상자 선정 및 제외기준, 시험대상자 진단 및 치료를 포함한 임상 운영 절차
- 시험약품 복용량 결정 방법, 계획된 최대 용량, 시험대상자의 시험약품 사용기간
- 시험집단수 및 표본수, 편향을 최소화하기 위한 무작위 배정 및 눈가림 방법
- 임상시험 연구 디자인, 통계학적 데이터 분석 방법
- 연구 목표 달성 여부를 판단하기 위한 기준(Primary/Secondary endpoints)
- 이상사례 수집, 기록 및 보고 방법

1상 임상시험은 후보물질의 안전성 확인과 인체와 약물 간의 상호 작용을 확인하는 것을 목적으로 하기에, 관련된 내약성 평가, 생리학적 특성, 약동학, 약력학 등 안전성 평가에 관한 구체적 방안을 임상시험 계획서에 포함해야 한다. 임상적 안전성 평가와 독성 모니터링을 어떻게 진행할 것인지, 용량 변경 및 시험대상자 시험 제외기준 또는 임상시험의 계속과 중지를 결정하는 안전성 기준을 사전에 구체적으로 계획한다. 반면 후기 임상시험 계획서에는 시험약의 유효성 검증과 관련된 시험 설계 및 절차가 구체화되어야 한다.

(7) **화학, 제조 및 품질관리에 관한 정보**(Chemistry, Manufacturing, and Control information; CMC)

임상시험에 사용되는 의약품 및 약물물질의 성분, 제조 및 품질관리에 대한 화학적, 생물학적 정보를 담은 문서로, 이를 통해 시험약품의 연구개발 및 제조공정이 일관성 있게 관리되고 있음을 입증하는 자료이다. 단, 임상시험의 단계나 성격에 따라 제공해야 하는 정보의 범위는 달라진다. 예컨대 시험약품의 생산이 파이럿(Pilot) 규모인 1상 임상시험의 경우, 사용되는 약물물질(Drug substance)의 원료(Raw material)에 대한 구체적 정보(Identification)와 품질관리(Control)를 중심으로 하는 CMC 자료를 제출해야 한다. 하지만 시험약품의 제조가 더 큰 규모로 진행되는 후기 2·3상 임상시험의 경우에는 이전에 제출된 CMC정보에 추가하여 변경 내용(원료물질, 합성방법, 제조방법, 멸균처리방법, 용량,

용법 등의 변경), 안전성 정보, 보완된 정보, 약물 패키징(Packaging - Container Closure System) 및 표시기재(Labeling) 정보 등을 포함해야 한다. 2·3상 임상시험에 사용되는 시험약품은 FDA의 의약품 제조·관리 기준(Current Good Manufacturing Practice, cGMP regulations at 21 CFR Part 211)에 따라 생산관리가 이루어져야 한다.

CMC의 구체적 내용은 아래와 같다.

- 약물물질(Drug substance): 임상연구에 사용될 활성(Active) 약물물질의 물리적, 화학적 또는 생물학적 특성, 제조사 정보(제조사명과 주소), 약물물질의 일반적인 제조공정(Preparation of drug substance), 약물물질의 특성(Identity)[1]·함량(Strength)·품질(Quality)·순도(Purity)의 확인에 사용되는 분석 방법과 허용 한계(Acceptable limits), 성분의 안정성(Stability) 유지에 필요한 기타 정보를 포함한다.
- 시험약(Drug product): 최종적인 잔류 성분과 별개로 시험약품 제조 과정에 투입된 모든 성분(Component)들의 목록을 제공해야 한다. 즉, 최종 성분에 포함되지는 않더라도 시험약의 제조 과정에서 사용되는 비활성 물질(Inactive

1) 측정 목적에 따라 다양한 방법들이 사용된다. 대표적인 약물물질의 특성(Identity) 파악을 위한 방법으로는 질량분석방법 중 하나인 High resolution Mass-Spectrometery(HR-MS), Edman sequence analysis나 Amino acid analysis와 같은 단백질 분석법, 이색성 분석법 중 하나인 Circular dichroism(CD) 등이 사용되고, 함량(Strength/Potency)을 측정하기 위해서는 약물의 세기 및 독성반응 측정을 위한 ADCC(Antibody Dependent Cell Mediated Cytotoxicity)나 CDC(Complement Dependent Cytotoxicity), In Vivo hormone potency assay 등의 방법이 사용되기도 한다.

compound)과 그 대체 가능한 물질(Alternatives)을 포함해야 하고, 가능하다면 시험약의 성상(Properties)의 변화를 감안한 구성 단위당(per Unit) 양적 구성성분(Quantitative composition)도 제공한다.

시험약 제조자 정보(제조사명과 주소), 약품의 제조 및 포장 방법, 약물성분의 특성(Identity) · 함량(Strength) · 품질(Quality) · 순도(Purity)의 확인에 사용되는 분석 방법과 허용 한계(Acceptable limits), 약물성분의 안정성(Stability) 유지에 도움이 되는 기타 정보를 포함한다.

- 대조군에 사용될 위약의 성분, 제조, 품질관리에 관한 기술을 포함한다.
- 표시 기재사항(Labeling): 시험약품에 사용될 모든 표시 기재사항 복사본을 제출해야 하고, "허가된 임상시험에만 제한적으로 사용해야 한다"는 경고문이 포함되어야 한다.

(8) 약리학과 독성학 정보(Pharmacology and toxicology data)

이 문서는 임상시험에서 사용될 시험약의 안전성에 대한 결정 근거를 제공하는 전임상연구(동물실험 및 생체 외 실험)의 약리학적, 독성학적 연구정보를 포함해야 한다. 계획된 임상시험의 기간이나 성격에 따라 제공해야 하는 정보의 범위는 달라질 수 있지만 동물 및 기타 실험의 종류, 기간, 범위가 포함되어야 하고 약물 개발이 진행됨에 따라 시험약의 안전성에 관련된 추가적인 정보를 제공해야 한다. 전임상시험 과정의 모든 연구는 FDA의 비임상시험 관리기준(Good Laboratory Practice regulations for non-clinical laboratory studies at 21 CFR Part 58)에 따라 관리되어야 한다.

- 약리학과 약물분해 정보(Pharmacology and drug disposition): 시험약이 동물 체내에서 어떻게 흡수, 분포, 대사, 배출(ADME)이 되는 지에 대한 정보를 포함한 약리학적 효과와 작용기전(Mechanism)을 기술
- 독성학 정보(Toxicology): 동물실험 및 생체 외 실험에서 관찰된 시험약의 독성 반응을 포함하여, 시험약의 특성과 임상시험 단계에 따라 급성・아급성・만성(Acute/Subacute/Chronic) 독성 검사 결과, 태아 재생산과 발달에 미치는 약물반응 검사 결과, 약물 사용 방법 및 조건(예컨대 흡입, 피부 또는 눈에 대한 독성)에 따른 특정 독성 검사 결과를 기술해야 한다.
- 모든 전임상시험 연구의 주목적은 임상시험에 사용될 약물의 안전성을 확보하기 위한 것이기 때문에, 상세한 심사를 위해 각 단계별 개발 실험의 전체 목록을 제공해야 한다.

(9) **임상시험용 의약품이 사람을 대상으로 이전에 사용되었던 정보**(Previous human experience with the investigational drug)

시험약이 이전에 미국이나 다른 국가에서 임상시험에 사용되었거나 시판된 적이 있다면 임상연구 근거, 임상 자료, 안전성 및

유효성 평가 자료(발표 논문 포함) 등 관련 정보를 제공해야 한다.

(10) **기타 정보**(Additional information)

그 밖의 약물의존이나 남용 가능성, 방사성 약물, 소아를 대상으로 한 연구 등 기타 주요 정보를 포함할 수 있다.

임상시험 계획 승인신청(IND) 심사팀

IND 심사팀은 FDA 내 각 분야별 전문가들로 구성되고, 자신의 전문분야에 대한 개별적 책임 아래 심사를 수행한다. 심사팀은 다음과 같은 전문가들로 구성된다.[36]

- 프로젝트 매니저(Project Manager): 심사의 전 과정에 걸쳐 팀원들의 역할을 총괄하고, 임상시험 의뢰기관과 직접적인 소통(Primary contact)을 담당한다.
- 의료 담당자(Medical Officer): 임상시험 진행 전, 진행 중, 그리고 완료 후에 수집된 모든 임상연구 데이터를 심사한다.
- 통계학자(Statistician): 임상시험 설계와 데이터를 해석하고, 임상시험 계획서(Protocol)의 적정성과 함께 시험약의 유효성과 안전성을 평가한다.
- 약리학자(Pharmacologist): 전임상 단계의 동물을 대상으로 수행한 실험결과를 심사한다.
- 약동학자(Pharmacokineticist): 시험약의 용량과 용법을 평가하기

위해서, 흡수·분포·대사·배출(ADME) 과정을 중심으로 시험약의 투여 시점과 투여 후 여러 시점에 수집된 혈액 내 약물 수치에 관한 데이터를 해석한다.

- 화학자(Chemist): 시험약 내의 화합물을 평가하고, 시험약의 제조 방법, 안정성(stability), 품질관리, 지속성, 잔존 불순물 등을 분석한다.
- 미생물학자(Microbiologist): 시험약이 항생제인 경우 다양한 종류의 미생물에 대한 반응을 평가한다.

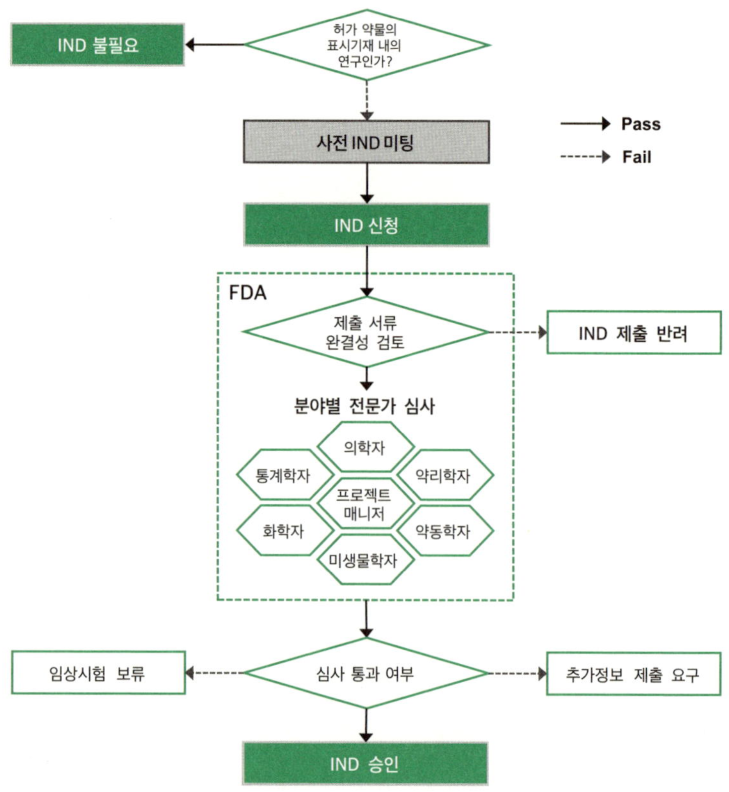

임상시험 계획 승인신청(IND) 승인 절차

FDA는 IND 제출 후 30일 이내에 의뢰자에게 승인 여부를 알려야 한다. 제출된 자료에 특별한 문제가 발견되지 않고 연방표준(Federal standards)에 적합하다면 임상시험 개시승인이 나지만, 때로는 임상시험의 질적 향상을 위해 추가적인 논평(Comments)을 제시하기도 한다. 드문 경우이지만 아래와 같이 임상시험을 시작하기 위한 충분한 정보나 근거가 부족하다면 임상시험 보류(Clinical Hold)를 공지한다.

- 시험대상자들이 비합리적으로(Unreasonable) 심각한 위험에 노출되는 경우
- 연구자들의 역량과 자질이 충분하지 않은 경우
- 시험대상자에게 제공되는 자료가 오해의 소지가 있는 경우
- 시험대상자에게 미칠 위험성을 평가하기 위한 정보가 충분히 제공되지 않은 경우 등

임상시험 계획 승인신청(IND) 개시승인 이후 보고의무

신약개발을 위한 임상시험 과정은 대부분 수년에서 십 년 이상의 기간이 소요된다. 이 기간 동안 의뢰자(Sponsor)는 유효한 IND 승인 상태를 유지하면서 아래의 FDA 요구 사항을 준수해야 한다.[37]

IND 개시승인 후 임상시험 종료 시까지 의뢰자는 IND 연간 보고의무(21 CFR 312.33)에 의거하여 매년 임상시험 진행 상황을 포함한 연간보고서(Annual report)를 제출해야 하고, 임상시험 계획서 변경(Protocol amendment)이나 심각한 이상반응(SAE) 등과 같은 새로운 정보나 주요 수정 사항이 발생할 경우 FDA에 보고해야 한다.

- 임상시험 계획서 변경(Protocol amendments)
  IND 개시승인 후 임상시험 진행 중에 임상시험 계획서의 변경이 필요할 경우, 변경된 시험 계획서를 실행하기 전에 FDA에 IND 변경 내용을 제출해야 한다. 그 후에 참여 연구기관의 IRB에 의해 그 변경이 승인된 경우, 새롭게 변경된 내용에 맞추어 임상시험을 수행할 수 있다.
- 정보 수정(Information amendments)
  시험약과 관련한 핵심 정보(화학·제조 및 품질관리에 관한 정보 또는 약리학과 독성학 정보)의 수정 사항이 있을 경우나 전임상 또는 임상시험 중단 등의 주요 정보의 수정이 있을 경우, 변동 발생 후 30일 이내에 보고해야 한다.
- 안전성 보고(Safety reports) [38]
  의뢰자는 심각하고 예상하지 못한 임상시험 의약품(IP)과의 관련이 의심되는 이상반응(Serious unexpected suspected adverse reactions, SUSAR) 또는 사람에게 중대한 위험 발생을 시사하는 동물실험 결과를 발견한 경우, 정보 획득 후 15일 이내에 FDA에 보고해야 한다. 예상치 못한 사망이나 생명을 위협하는 이상반응의 경우, 의뢰자는 7일 이내에 FDA에 보고해야 한다.
- 연간 보고서(Annual reports)
  매년 IND 승인일로부터 60일 이내에 연간보고서를 제출해야 하며, 아래와 같은 내용으로 보고한다.

- 임상연구 진행사항 요약
- 자주 발생하는 이상반응
- 안전성 보고서
- 사망 및 중도탈락(Dropouts)
- 전임상연구 목록
- CMC(원료의약품 및 완제의약품) 정보
- 미생물학적 변화
- 차년도 연구계획 개요

신약허가신청(New Drug Application, NDA)

신약허가신청(NDA)이란 무엇인가?

신약허가신청(New Drug Application, NDA)은 1, 2, 3상 임상시험을 마치고, 신약개발 의뢰자(Sponsor)가 FDA에 시험약의 판매와 마케팅에 대한 승인을 요청하는 허가 신청절차이다. 이를 통해 의뢰자는 시험약의 유효성과 안정성, 그리고 알려진 위험성(Risk)을 감수하고 얻을 수 있는 이익(Benefit)을 입증해야 한다. 신물질 신약(New Molecular Entity, NME)은 신약허가신청(NDA)을 진행하고, 생물의약품(또는 바이오의약품, biologics)에 관한 것은 생물의약품 허가신청(Biological License Application, BLA)을 제출한다. 아래에서는 NDA를 중심으로 살펴보도록 하겠다.

신약허가신청(NDA) 제출자료

의뢰자는 전임상시험부터 1~3상 모든 임상시험에 관한 연구 데이터와 그 유효성 및 안전성 분석결과를 제출해야 한다. 그 밖에 안전성 관련 자료, 약물의존성이나 남용가능성 정보, 특허정보, 미국 외 다른 국가에서 시행된 임상연구 데이터, 임상시험심사위원회(IRB) 준수 정보, 판매 시 사용할 표시 기재사항(Labeling), 약물 사용법 등을 포함해야 한다.

국가별로 요구하는 개별 신청양식과 추가자료를 제외하고, 미국·유럽·일본 및 한국 등의 규제기관에서 공통적으로 받아들여지는 국제공통기술문서(Common Technical Document, CTD)를 이용하여 신약허가신청을 제출할 수 있다. 국제공통기술문서(CTD)는 아래와 같이 ① 신청 내용 및 행정 정보, ② 자료 개요 및 요약, ③ 품질평가자료, ④ 비임상시험자료, ⑤ 임상시험자료 등 총 5개의 모듈로 구성되어 있다.

국제공통기술문서(CTD)의 세부 내용[39]

모듈1. 신청내용 및 행정정보(각 국가 · 지역별 고유양식)
• 신청서 및 표지 • 허가 신청자 정보: 책임자 성명, 직책, 소속, 경력, 연락처, 특허, 재정 및 기타 증명 • 필요시, 패스트트랙(Fast track) 지정이나 특별 프로토콜 평가(Special protocol assessment) 요청 내용 및 경과 • 연간 보고서, 용기 및 포장 표시 기재사항(Labeling), 홍보에 사용할 자료, 위험관리 계획
모듈 2. 자료개요 및 요약(Summaries)
• 품질평가 요약(Quality overview summary) • 비임상연구 개요(Nonclinical overview) - 약리학, 약동학, 독성학적 개요 및 요약표 • 임상시험 개요(Clinical overview) - 임상적 약리학, 유효성, 안전성에 대한 요약

모듈 3. 품질평가자료(Quality)

- 약물물질(Drug Substance) - 제품명, 제조업체 정보, 성분 및 구조, 제조과정 및 품질관리[불순물, 배치(Batch) 분석] 방법, 표준물질, 용기 및 포장, 안정성 등
- 시험약(Drug Product) - 성분 및 구조, 제조 과정, 첨가제 및 완제품 품질관리 방법, 용기 및 포장, 안정성 등
- 시설과 설비 등 기타 정보

모듈 4. 비임상연구 보고서

- 비임상연구 과정에서 수집된 약력학(Pharmacodynamics), 약동학(Pharmacokinetics), 독성학(Toxicology)을 포함한 약리학적 연구 정보를 제공
- 연구개요 및 계획서, 참여연구자, 통계분석 방법 및 결과, 안전성 보고서, 다른 약품과의 상호 작용, ADME, 단일용량 독성 · 반복용량 독성 · 유전독성, 발암성시험 등의 정보

모듈 5. 임상시험 보고서

- 관련하여 진행된 모든 임상연구 목록표
- 생물약제학 연구 보고서 - 생체이용률(Bioavailability, BA) 시험보고, 생체이용률과 생물학적 동등성(Bioequivalence, BE) 비교 시험보고, 생체 외/내(*In vitro*/*In vivo*) 상관성 연구 시험보고, 임상시험에 있어 생체분석적 · 분석적 방법에 대한 보고는 다음과 같은 내용을 포함해야 한다.
    - 임상시험 개요(Synopsis) 및 계획서(Protocol)
    - 증례기록서(CRF), 시험대상자 동의서
    - 연구자 정보 및 실시기관 리스트, 책임연구자 및 의뢰자(Sponsor) 의료 담당자 서명
    - 무작위 배정 계획, 통계분석 계획서
    - 임상실시기관의 실험실 간 표준화와 품질보증 방법
    - 중도탈락 시험대상자 및 시험 계획서 위반(Protocol deviations) 리스트
    - 유효성 분석에서 제외된 시험대상자, 시험대상자 인구학적 분포
    - 순응도 및 약물 혈중농도 데이터
    - 이상반응(AE) 리스트 포함한 안전성 보고서
    - 시험 결과를 발표한 출판물, 시험 결과 보고에 참고한 문헌
- 인체시료를 이용한 약동학과 관련된 시험 보고서
    - 혈장 단백질 결합 연구(Plasma protein binding study)
    - 간의 신진대사와 약물 상호 작용 연구(Hepatic metabolism and drug interaction studies)
- 인체 약물동력학 연구(Human pharmacokinetic studies)
- 인체 약물역학 연구(Human pharmacodynamic studies)
- 유효성 및 안전성 시험 보고서(Reports of efficacy and safety studies)
- 시판 후 경험 관련 보고서(Postmarketing experience reports)

신약허가신청(NDA) 심사과정[40]

신약허가신청(NDA)이 제출되면 FDA는 심사팀을 구성한 후 제출된 서류의 완결성을 우선 심사한다. 제출된 서류 미비로 인하여 완결성에 문제가 있다면 NDA 제출을 반려할 수 있고, 문제가 없는 경우에는 승인 여부를 6~10개월 내(일반심사의 경우 10개월, 우선심사의 경우 6개월)에 결정한다.

심사팀은 FDA 내 분야별 전문가들(프로젝트 매니저, 의료 담당자, 통계학자, 약리학자, 약동학자, 화학자, 미생물학자 등 7개 군별 전문가)로 구성되고 자신의 전문분야에 대한 개별적 책임하에 심사를 진행한다. 각 전문가의 역할은 임상시험 계획 승인신청(IND) 심사 때와 유사하다. [6장 2절 임상시험 계획 승인신청(IND) 심사팀 참조]

예를 들어 의료 담당자(medical officer)와 통계학자는 임상 데이터를 심사하여 임상시험 방법과 시험약의 유효성과 안전성을 평가하고, 약리학자는 동물을 대상으로 한 전임상 데이터를 심사한다. 각 분야별 심사 결과에 대해 상급자의 검토가 추가적으로 진행되기도 한다.

FDA 심사관이 통상적인 점검의 일환으로 임상시험 실시기관을 방문하여 의사, 간호사, 임상연구 코디네이터(Clinical Research Coordinator, CRC), 연구약사(Research pharmacist) 등 임상시험에 참여한 연구자를 인터뷰하기도 하고, 이러한 과정을 통해 데이터 위조·조작·유보 등의 증거를 찾아내기도 한다.

프로젝트 매니저는 팀 내 전문가들의 개별 심사보고서와 실시기관 점검보고서와 같은 관련 자료들을 종합하여 "액션 패키지(Action package)"

를 작성한다. 심사팀은 최종 심사결과 자료인 이 문서를 FDA 상급 책임자에게 보고하고, FDA는 최종적인 승인 여부를 결정하여 통보한다. 결정 과정에 있어 논쟁적인 이슈가 있을 경우 해당 적응증 전문 FDA 자문위원회를 개최하여 객관적이고 전문적인 조언을 구하기도 한다.

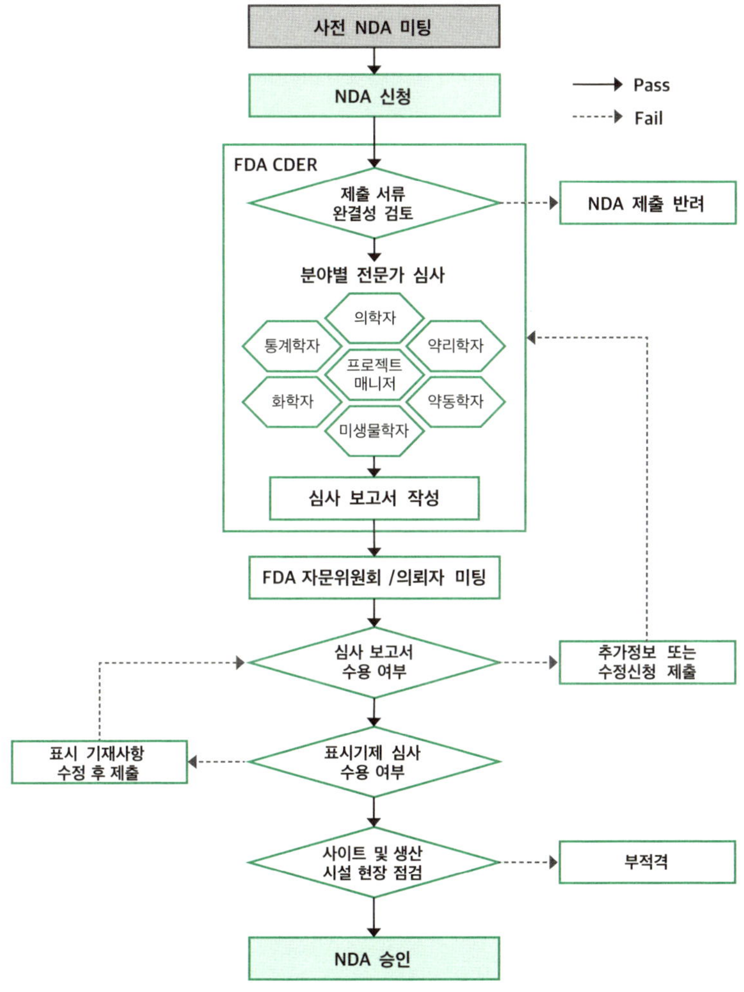

신약허가신청(NDA) 승인 절차

제출된 신약의 유효성과 안전성 데이터에 대해 FDA가 동의하고 신약허가신청을 승인할 경우, FDA는 신약개발 의뢰자(Sponsor)와 함께 신약의 적절한 처방정보를 표시 기재(Labeling)하는 작업을 시작한다. 처방 정보에는 승인의 기본적 내용이 정확하고 객관적으로 반영되도록 하고, 그 약이 사용 목적에 따라 적합하게 처방될 수 있도록 기술해야 한다.

FDA는 의뢰자로부터 제출된 데이터에 대해 보충 질문이 있거나 추가적인 연구 또는 해결해야 할 문제들이 남아있다고 판단될 경우, 신약 시판을 승인하는 대신에 의뢰자에게 우선적인 보완을 요청한다. 의뢰자는 FDA의 보완 요구사항에 맞추어 추가적인 개발 과정을 계속 진행할 것인지, 중단할 것인지 또는 FDA의 결정에 반하여 항고 절차(Mechanisms)를 개시할 것인지를 결정할 수 있다. 임상시험 데이터를 통계적으로 재가공(Subset/Surrogate data analysis)하여 제출하거나 처방정보의 표시 기재사항(Labeling) 변경을 통해 FDA와 협상할 수 있는 방안도 있다.

FDA 사전상담제도(Meetings with FDA)

FDA는 제약기업의 신약개발을 효과적으로 돕기 위한 목적으로, 1996년부터 FDA 상담제도(Formal meetings with FDA)를 운영하고 있다. 위에 살펴본 임상시험 계획 승인신청(IND)이나 신약허가신청(NDA)을 공식적으로 진행하기 전에 FDA와의 사전 상담 기회를 효과적으로 사용한다면, 임상시험 중에 발생할 수 있는 의문이나 문제점을 사전에 논의하고 조율할 수 있기 때문에 신약개발 과정상의 불확실성을 감소시킬 수 있을 것이다.

이 사전상담제도는 의뢰자의 의무가 아닌, 선택 사항인 만큼 그 성격과 종류를 잘 파악하여 신약개발의 효율을 높이는 방향으로 활용해야 한다. FDA와의 상담제도는 사안의 종류에 따라 A, B, B(EOP), C 형 등 네 가지 형태로 분류된다.[41]

미팅 종류	미팅 요청 시 FDA 답변 기한	상담 또는 답변 일정 기한	미팅 패키지 제출 기한
A형 미팅	14일	요청일로부터 30일	미팅 요청 시
B형 미팅	21일	요청일로부터 60일	상담일 30일 이전까지
B(EOP)형 미팅	14일	요청일로부터 70일	상담일 50일 이전까지
C형 미팅	21일	요청일로부터 75일	상담일 47일 이전까지

* 모든 미팅 회의록은 미팅일로부터 30일 후에 제공된다.

아래의 FDA 미팅은 처방의약품 허가신청자 비용부담 제도(Prescription Drug User Fee Act, PDUFA)를 근거로 한 상담제도를 중심으로 설명한다. 바이오시밀러 허가신청자 부담제도(Biosimilar User Fee Act, BsUFA)나 제네릭 허가신청서 부담제도(Generic Drug User Fee Act, GDUFA)를 근거로 하는 FDA 상담제도는 다른 형식으로 운영된다.

A형 미팅(Type A Meeting)

A형 미팅은 FDA와 긴급한 논의가 필요한 경우 의뢰자(Sponsor)가 요청할 수 있는 미팅으로 ① 과학적, 임상적 측면에서 논쟁이 일어날 수 있는 이슈가 있을 경우 공식 분쟁 해결(Formal Dispute Resolution, FDR)[42] 절차로서, ② FDA가 임상시험 보류(Clinical hold)를 결정한 경우, ③ FDA가 특별프로토콜평가(Special Protocol Assessment)[43]를 동의하지 않은 경우, ④ FDA가 IND 또는 NDA에 대해 비승인으로 고지(Complete response letter)한 경우 3개월 이내 또는 ⑤ NDA가 서류 미비등의 이유로 등록거부(Refuse-to-file)된 경우 30일 이내 등의 조건에 해당하면 신청할 수 있다.

FDA는 신청 서류 접수 후 14일 이내 답변과 30일 이내 미팅을 실시해야 하고, 신청자는 미팅 신청 시 관련 브리핑 패키지를 제출해야 한다. 따라서 미팅을 공식적으로 신청하기 이전에 심사 부서와 사전 조율 과정을 통해 미팅 관련 사항과 필요한 브리핑 패키지를 준비한 후, 미팅 신청을 진행하도록 한다.

B형 미팅(Type B Meeting)

임상개발의 주요 마일스톤 달성 시점에 FDA와 갖는 상담제도로서, ① 사전 IND(pre-IND) 미팅, ② 사전 NDA(pre-NDA) 또는 사전 BLA(pre-BLA) 미팅, ③ 사전 긴급사용승인(pre Emergency Use Authorization) 미팅, ④ FDA가 IND 또는 NDA에 대해 비승인으로 고지(Complete response letter)한 후 3개월이 경과하였을 경우, ⑤ FDA의 약물 안전 프로그램(Risk Evaluation and Mitigation Strategy, REMS) 또는 시판 후 안전성 조사(Postmarketing Surveillance) 요구와 관련된 미팅, 또는 ⑥ 혁신치료제(Breakthrough therapy)로 지정된 약품 개발 관련 등의 이유로 요청할 수 있다.

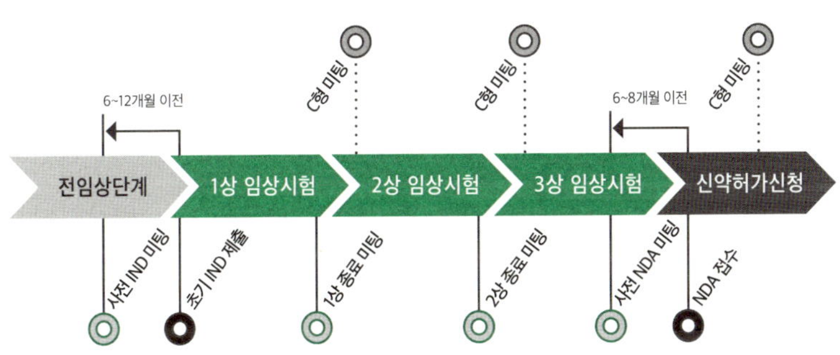

의뢰자(Sponsor)가 B형 미팅을 서면 신청하면 FDA는 신청 서류 접수 후 21일 이내 가부 여부를 답변하고, 60일 이내에 미팅을 실시해야 한다. 신청자는 미팅일 30일 전까지 미팅 패키지를 제출해야 하기에, 제출서류의 상당 부분이 준비되었을 시점에 미팅신청을 제출하는 것

이 좋다.

일반적으로 미국에서의 임상시험 허가를 위한 첫 번째 관문인 최초 임상시험 계획 승인신청(Initial IND) 제출 이전에 FDA와 갖는 사전 조율과정인 사전 IND 미팅(Pre-IND meeting)[44]은 IND 제출 6개월에서 1년 이전에 신청하는 것이 적합하다. FDA 심사관들과의 사전 미팅을 통해 향후 제출할 IND에 대한 FDA의 임상시험 보류결정(Clinical hold) 가능성을 사전에 예방하고, 순조로운 시작 승인(Active status)을 얻기 위한 매우 중요한 과정이다. 전임상시험에 대한 자료와 시험물질의 안전성과 유효성에 관한 데이터, 시험약의 특성과 제조과정 등 CMC 정보, 향후 임상시험에 대한 사전 계획서 등의 자료들을 준비하여 제출할 수 있다면 FDA의 의견을 미리 얻을 수 있기에 불필요한 시행착오를 줄일 수 있을 것이다.

신약허가 사전미팅(Pre-NDA/BLA meeting)은 신청자에게 FDA 심사팀과 FDA의 향후 심사과정에 대해 논의할 수 있는 기회를 제공한다. 사전 제출한 미팅 브리핑 패키지 중 부족한 문서가 있는지, 적절한 데이터 형식과 표준 라이브러리를 사용했는지, 국제공통기술문서(CTD)의 모듈 구분에는 문제가 없는지 등의 전반적인 내용에 대해 논의할 수 있다. 사전 NDA 미팅은 신청일로부터 FDA의 회의록 제공까지 최소 3개월이 소요되기에, FDA의 논평(Comments) 사항에 대한 수정에 필요한 시한과 NDA 접수 일정을 고려하여 충분히 여유를 가지고 진행해야 한다.

B형 EOP 미팅(Type B EOP Meeting)

B형 EOP 미팅은 1상 임상시험 종료 후 미팅(End of Phase 1 meeting)과 2상 임상시험 종료 후 미팅(End of Phase 2 meeting)으로 나눌 수 있다.

1상 임상시험 종료 후 미팅(EOP1 meeting)은 생명을 위협하는 심각한 질병을 치료하기 위한 약물(21 CFR Part 312 subpart E)[45]이거나 가속허가(Accelerated Approval)에 해당하는 신약(21 CFR Part 314 subpart H)[46]일 경우, 1상 임상시험을 완료한 후 2상 임상시험을 시작하기 이전에 FDA와 갖는 상담제도이다. 신청자는 전임상 및 1상 임상시험 과정에서 확인된 시험약의 안전성을 포함한, 시험약에 대한 개념 입증(Proof of concept) 관련 서류를 제출해야 하고, 시험약의 용량, 안전성, PK/PD, 2상 임상시험 시험목적 및 디자인 등에 대해 논의할 수 있다.

2상 임상시험 종료 후 미팅(EOP2 meeting)[47]은 임상 2상을 완료한 후 3상 임상시험을 시작하기 전 FDA와 갖은 상담제도이다. 비임상, 임상 1상과 2상 시험으로부터 증명된 약의 유효성, 약의 용량, 안전성, 제조과정, 신약허가신청(NDA)이나 생물의약품 허가신청(BLA)에 대한 적합성 등과 3상 임상시험 목적 및 시험 설계에 관한 내용이 논의된다.

FDA는 B형 EOP 미팅 신청 접수 후 14일 이내에 가능 여부를 알려주고, 70일 이내에 미팅을 실시한다. 단, 미팅일이 예상보다 일찍 정해질 경우 미팅 50일 전까지 브리핑 패키지를 제출해야 하기 때문에 제출서류의 대부분이 준비되었을 때 미팅을 신청하도록 한다.

C형 미팅(Type C Meeting)

C형 미팅은 A형 미팅이나 B형 미팅의 조건에 해당하지 않고, 긴급하지 않은 주제로 FDA와 논의가 필요할 경우 요청할 수 있는 미팅이다. C형 미팅은 FDA 신청접수 후 21일 이내에 가능 여부를 알려주고, 75일 이내에 미팅을 실시하며, 신청자는 미팅 47일 전까지 미팅 브리핑 패키지를 제출해야 한다.

(1) FDA 자문위원회 미팅(FDA Advisory Committee Meeting)[48]

FDA는 신약허가신청(NDA)이나 생물의약품 허가신청(BLA) 심사과정에서 제출된 데이터를 기반으로 시험약의 유효성과 안전성을 결정한다. 단, 결정 과정에 있어 제출된 데이터에 중요한 이슈가 발견되었을 때, 객관적이고 전문적인 조언과 해당 적응증 환자 그룹의 의견을 수렴하기 위한 자문위원회를 개최한다. FDA는 현재 여러 분야별 외부 전문가, 환자대표 등으로 구성되는 47개의 자문위원회(Advisory Committee)를 운영하고 있고, 이를 통해 여러 가지 과학적, 기술적 이슈에 대해 독립적인 조언을 제공받고 있다.

(2) 표시 기재 미팅(Labeling Meeting)

신약의 처방 방법이나 표기 기재 정보에 관한 미팅은 NDA 심사과정의 마지막 단계에 진행된다. FDA와 의뢰자(Sponsor)가 약품의 적응증(Indications)과 용량, 부작용 등의 내용에 대해 논의하고, 상호 간의 동의가 이루어지면 FDA의 NDA 심사가 완료된다. 일반적으로 의뢰자는 개발약물을 가능한 한 제한 조건 없는 광범위한 사용을 선호하고, FDA는 예상치 못한 부작용을 최소화하기 위해서 임상시험 계획서(Protocol)에 제시된 시험대상자 선정 및 제외기준(Inclusion and exclusion criteria)에 부합하는 조건의 환자로 그 사용을 한정하려고 한다. 이러한 협상 과정을 원활하게 하기 위해서는 개발 초기부터 FDA와 유기적인 소통관계를 유지해야 한다.

(3) 특별프로토콜평가(Special Protocol Assessment, SPA) 상담제도[49]

특별프로토콜평가는 이미 B형 EOP 미팅을 FDA와 가진 후에, 임상시험 디자인이나 시험대상자 표본수(Sample size) 등의 적합성에 대해 FDA와 의뢰자(Sponsor) 간의 상호 합의점을 찾기 위한 상담제도이다. 따라서 SPA 상담제도를 이용하기 위해서는 사전에 FDA 심사부서와의 조율을 거쳐야 하고, FDA는 후기 임상시험이 일반적인 임상시험 디자인이나 결과변수(Endpoint)를 사용하지 않았거나, FDA가 과거에 심사한 적이 없는 적응증을 대상으로 하는 경우, 이 제도를 이용하도록 권고하고 있다. 제출문서에 대한 45일간의 FDA 검토 기간이 요구되기 때문에 임상시험 개시 예정 시점으로부터 최소 90일 전에 SPA를 신청해야 하고, 시험 개시 이후에는 상담이 불가능하다.

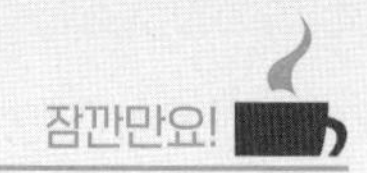

필자의 글로벌 제약회사의 신약개발 과정에서 겪었던 FDA 특별프로토콜평가(SPA) 상담제도의 경험을 소개한다. 의뢰자는 편두통 신약개발을 위한 글로벌 3상 임상시험을 중간분석(Interim Analysis)[2] 결과에 따라 최종 표본수가 달라지는 적응적 디자인(Adaptive Design)을 요청하였고, 이에 따라 임상시험 디자인이 설계되었다. SPA 상담제도를 이용하여 이에 대한 FDA의 의견을 구하였으나, FDA의 심사관은 Adaptive Desgin이 해당 임상시험의 목적에 적합하지 않다고 판단하여 고정된 표본수를 사용하는 Fixed Design으로의 변경을 권고하였다.

최초 제출된 Adaptive Design에 기반한 임상시험은 중간분석 결과에 따라 최종 표본수가 최소 250명에서 최대 350명까지 유동적으로 변경되도록 설계되었다. 만약 시험약의 위약 대비 약효의 크기가 중간분석 결과 충분히 크다면, 250명의 시험대상자 모집 후 임상시험이 종료되는 것이고, 이에 따라 Fixed Design 시의 표본수인 300명보다 50명 적은 시험대상자 모집으로 약 5백만 불의 비용절감이 가능하였다. 이에 더하여 약 5개월의 임상시험 기간 단축이 예상되어, 기회비용을 고려할 때 약 1.5억 불에 해당하는 의뢰자(Sponsor)의 직간접적인 추가 이익이 예상되었다. 그러한 이유로 의뢰자는 1년에 걸쳐 SPA 상담제

2) 임상시험 프로토콜에 미리 규정된 기간(예, 3개월마다) 또는 특별한 마일스톤(예, 시험대상자 모집 200명 단위마다) 달성 시에 시험약품의 유효성과 안정성, 또는 기타 사전에 계획된 평가변수에 대한 통계분석을 수행하는 연구 방법론

도를 이용하여 FDA를 설득하려 노력하였으나, 결국 FDA의 권고사항인 300명 표본수의 Fixed Design으로 임상시험을 시작할 수밖에 없었다.

지금은 Adaptive Design을 적용한 임상디자인이 보편적으로 많이 사용되기에 문제가 없겠지만, 새롭게 등장한 임상디자인이나 콘셉트(예, real-world data or real-world evidence)를 도입할 경우 FDA의 승인과정에서 오히려 시간과 비용에 부정적인 영향을 미칠 수 있음을 생각해보아야 할 것이다.

FDA 신속개발 및 심사제도

생명에 위협이 되는 중증 질환 혹은 난치병으로 고통받는 환자와 그 가족들에게 가장 큰 바람 중의 하나는 치료약의 개발일 것이다. 특히 기존의 치료 방법이 전혀 없는 중증질환이나 희귀병의 경우나, 새로운 치료약이 기존의 치료약에 비해 더 큰 효능이나 이점이 있는 경우라면 더욱 그럴 것이다. 이를 위해 FDA는 신속한 신약개발 및 허가를 돕기 위한 여러 가지 임상 간소화 제도와 절차를 운영하고 있다.

일반적으로 FDA 신속개발 및 심사제도의 혜택을 누릴 수 있는 대상은 '심각한 질환을 치료하는 의약품'이거나 '미충족 의료수요(Unmet medical needs)를 해결할 수 있는 의약품'의 경우이다. 질병의 심각성은 일반적으로 생존율, 일상생활에 미치는 영향, 치료하지 않았을 경우 상태 악화의 정도에 따라 결정된다.[50] 후천성면역결핍증(HIV/AIDS), 알츠하이머병, 심부전(Heart failure), 암, 간질(Epilepsy), 우울증, 당뇨병 등이 이에 해당한다. 미충족 의료수요(Unmet medical needs)는 이용 가능한 치료법이 없는 경우, 기존 치료법과 비교하여 탁월한 효과가 있거나 부작용이 현저히 적은 경우, 기존 치료제의 심각한 독성 반응을 줄일 수 있는 경우, 기타 공중 보건의 필요(공급중단, 백신 등)를 해결할 수 있는 경우에 해당한다.[51]

FDA 의약품 평가연구센터(CDER) 연간 보고서에 따르면 2020년에[52] 승인된 53개의 신약 중 68%인 36개의 신약이, 또 2021년에[53] 승인된 50개의 신약 중 74%인 37개의 신약이 하나 이상의 신속개발 심사제도를 통해 승인을 받았다.

패스트트랙(Fast Track)

패스트트랙은 심각한 질환을 치료하는 또는 미충족 의료수요를 해결할 수 있는 중요한 신약이 더 빨리 환자에게 제공될 수 있도록, FDA가 개발사에게 여러 가지 편의를 제공하여 신약의 개발 및 심사과정을 신속화하는 절차이다.

패스트트랙에 지정되면[54] ① 신약개발 계획과 신약허가신청(NDA) 승인에 요구되는 데이터 수집 등과 관련하여 FDA와 더 자주 미팅을 가질 수 있고, ② 임상시험 설계와 바이오마커(Biomarker, 생물지표) 사용 등에 관하여 FDA와 더 빈번한 서면 질의(Communication) 기회가 주어진다. ③ 관련된 조건이 만족된다면 가속허가(Accelerated Approval)나 우선심사(Priority Review)를 신청할 수 있고, ④ 신약승인신청(NDA)에 필요한 모든 제출 문서를 완벽하게 준비한 후 함께 제출하는 대신 준비가 끝난 섹션별로 부분적으로 제출하여 심사를 진행하는 순차심사(Rolling Review)를 받을 수 있다. 예를 들어 국제공통기술문서(Common Technical Document, CTD)가 완전히 준비되지 않은 경우에도 완료된 일부 섹션만 먼저 제출한 후 각 부분에 대한 심사를 받을 수 있기에 개발사의 입장에서는 매우 효율적인 절차라 할 수 있다.

임상시험을 시작하기 이전에 전임상자료만으로도 신청 가능하지만 가장 권장되는 패스트트랙 신청 시기는 1상 임상시험이 완료되고 3상이 시작되기 이전이다.[55] 1상 임상시험의 결과 데이터와 패스트트랙 선정 조건(심각한 질환 또는 미충족 의료수요를 위한 신약)을 설명하는 자료를 준비하여 개발사는 FDA에 선정 신청을 하고, FDA는 60일 내에 답변해야 한다.

FDA의 의약품 평가연구센터(CDER)에 따르면 2020년에 승인된 신약 53개 중 17개(32%),[56] 2021년 승인된 신약 50개 중 18개(36%)[57]가 패스트트랙으로 지정되어 승인을 받았다.

혁신치료제(Breakthrough Therapy)

혁신치료제(Breakthrough Therapy) 지정[58]은 심각한 질환을 치료하는 기존 치료제 대비 효능이 현저히 우수한 신약 후보물질의 개발 및 심사를 신속하게 진행하도록 돕는 절차이다. 그 지정을 받기 위해서는 근거가 되는 임상데이터를 제출해야 한다는 점에서 전임상자료, 약효에 대한 기전적 개연성 등 해결 잠재력만으로도 지정이 가능한 패스트트랙과 구별된다.

혁신치료제 지정을 위해서는 초기 임상시험 과정 중에 수집된 데이터를 분석하여, 기존 치료법과 비교해서 후보물질의 효능이 사망률 감소나 심각한 질병 증상을 현저히 완화시키거나 또는 대리결과변수(Surrogate endpoint), 약동학적 바이오마커(Pharmacodynamic biomarker), 안전성(Safety profile)에 있어 월등히 개선된 임상적 근거를 제시할 수 있어야 한다.

혁신치료제로 지정되면 ① 모든 패스트트랙의 혜택을 얻을 수 있고, 이에 더하여 ② 1상 임상시험부터 효과적인 신약개발을 위한 집중적인 지도를 받을 수 있고, ③ FDA 매니저급 심사관이 직접 이 과정에 참여하여, 후기 임상시험의 기획 및 설계에 대한 의견을 나눌 수 있다.

패스트트랙으로 지정받은 후보약물이 임상연구 단계가 진행됨에 따라 기존 치료법에 비해 개선된 임상데이터를 제공할 수 있는 경우, 혁신치료제로 추가 지정되기도 한다.

FDA가 2020년에 승인한 신약 53개 중 22개(42%),[59] 2021년에 승인한 신약 50개 중 14개(28%)[60]가 혁신치료제로 지정되어 승인받았다.

가속허가(Accelerated Approval)

가속허가(Accelerated approval) 제도는 심각한 질환에 대한 미충족 의료수요를 해결할 수 있는 후보물질의 승인에, 임상적 효능(Clinical benefit, 환자에게 실질적 이득이 되는 생존율, 기분, 신체적 기능 등)을 주결과변수로 이용하는 대신 임상적 효능을 간접적으로 예측할 수 있는 바이오마커 등 대리결과변수(Surrogate endpoint)의 사용을 허용하여 신속한 신약개발을 가능케 하는 제도이다.[61] 즉, 심각한 질환의 치료제 개발 과정에서 임상적 최종 결과변수로 그 치료효과를 입증하기 위해서는 매우 긴 시간이 걸릴 경우, 측정 가능한 중간 임상 결과변수(Intermediate clinical endpoint)나 대리결과변수(Surrogate endpoint)를 사용하도록 허용하는 것이다.

예를 들면 항암제 개발을 위한 임상시험의 최종 임상적 효능 목표는 암환자의 생존율을 높이는 것이다. 하지만 암환자의 정확한 생존율을 측정하기 위해서는 임상시험에 참여한 모든 시험대상자들의 사망 시점까지 기다려야 하기 때문에, 그 측정의 어려움을 대신하여 종양(Tumor)의 크기가 줄어드는 정도로 실질적 임상효능을 예측(대리결과변수)

하거나 2년간 생존율(중간 임상 결과변수)로 대신하여 신약의 효능을 예측하는 것이다. HIV나 간염, 코로나 바이러스 감염증(COVID-19)과 같은 바이러스 치료제의 경우에도 생존율 대신 치료 후 잔존 바이러스 개체수를 대리결과변수로, 병증 개선 결과를 측정하여 중간 임상 결과 변수로 사용할 수 있을 것이다.

가속허가 지정을 통해 신약 승인이 된 경우 개발회사는 대리결과변수(항암제의 경우, 종양크기)와 실질적 결과변수(생존율) 사이의 관련성을 확인하는 시판 후 확증적 임상시험을 시행해야 한다. 이러한 추가 임상시험을 통해 실질적 결과변수가 확증될 때까지 허가된 약물의 처방 정보(Labeling)에는 약효가 아직 입증되지 않았다는 문구를 포함해야 한다. 반대로 그 효과를 증명하지 못할 경우 허가가 취소되거나 허가된 처방 정보의 내용이 변경될 수 있다.

FDA가 2020년에 승인한 신약 53개 중 12개(23%),[62] 2021년에 승인한 신약 50개 중 14개(28%)[63]가 가속허가 제도를 통해 승인받았다.

우선심사(Priority Review)

FDA의 신약 심사과정은 10개월 내에 심사가 이루어지는 표준심사(Standard review)와 6개월 내에 이루어지는 우선심사(Priority review)로 구분된다.[64] 일반적으로 표준심사를 통해 심사가 이루어지나 심각한 질환의 기존 진단 · 치료 · 예방 방법과 비교하여 유효성과 안전성의 면에서 상당한 개선(Significant improvement)이 있을 경우에는 우선심사를 통해 중증환자의 새로운 후보물질에 대한 조기 접근을 가능하도록 돕고 있다.

우선심사로 지정되기 위해서 개발사는 후보물질의 진단·치료·예방에 있어서 개선된 효능이나 치료약의 사용을 저해하는 부작용을 현저하게 감소시키는 등의 효능을 입증해야 한다. FDA가 2020년에 승인한 신약 53개 중 30개(57%),[65] 2021년에 승인한 신약 50개 중 34개(68%)[66]가 우선심사를 통해 승인받았다.

FDA 신속개발 및 심사제도 비교

	지정받기 위한 조건	주어지는 혜택
패스트트랙 Fast Track	전임상 데이터, 약효에 대한 작용기전 근거, 혹은 임상 데이터를 통해 심각한 질환의 치료 또는 미충족 의료수요를 해결할 잠재성을 입증한 경우	① 신약개발과 NDA 승인 관련하여 FDA와 더 많은 미팅과 서면질의 등 밀접한 소통 기회 ② 가속허가(Accelerated Approval)나 우선심사(Priority Review) 신청 가능 ③ 순차심사(Rolling Review)
혁신치료제 Breakthrough Therapy	임상 데이터를 통해 심각한 질환 치료에 있어 기존 치료제 대비 후보물질의 효능이 상당히 개선되었다는 임상적 근거를 제시할 경우	① 모든 패스트트랙의 혜택 ② 효과적인 신약개발을 위한 FDA의 집중적인 지도 ③ FDA 매니저급 심사관의 직접 참여
가속허가 Accelerated Approval	심각한 질환에 대한 미충족 의료수요를 위한 후보물질 개발 시에 대리결과변수 또는 중간 임상결과변수를 실질적 임상효능을 측정하는 결과변수에 대신하여 사용하는 것이 과학적으로 타당함을 입증할 경우	① 대리결과변수 또는 중간 임상결과변수 사용을 통해 개발 기간 단축 ② 단, 시판 후 확증적 임상시험을 시행 요구
우선심사 Priority Review	신약허가신청(NDA) 데이터 제출 시에 심각한 질환의 기존 진단·치료·예방 방법 대비 후보물질의 유효성과 안전성에서 상당한 개선이 있음을 입증할 경우	① 6개월 내 심사

희귀의약품 지정(Orphan Drug Designation)

미국은 1983년에 희귀의약품법(Orphan Drug Act)을 제정한 이후, 희귀의약품 지정 프로그램과 위의 대표적 네 가지 신속개발 및 심사 제도를 함께 이용하여 600개 이상의 희귀질환 치료제를 신속히 개발할 수 있었다.[67] 희귀질환이라 함은 일반적으로 유병률(Prevalence)이 1만 명당 5명에 못 미치는 질환을 말하며 국가마다 조금씩 다르게 정의하고 있다. 미국의 경우에는 국내 환자수 20만 명 이하, EU는 인구 1만 명당 5명 이하, 한국은 환자수 2만 명 이하로 인구 10만 명당 4.25명 이내의 질환으로 적절한 치료법과 치료약품이 개발되지 않은 질환을 희귀질환이라 정의한다(곽수진 & 정순규, 2019).[68]

FDA 희귀의약품개발국(Office of Orphan Products Development, OOPD)은 희귀의약품 지정 프로그램을 통해 미국 내 환자수가 20만 명 이하인 희귀질환의 진단, 치료, 예방을 위한 의약품을 희귀의약품으로 지정할 수 있다. 환자수가 20만 명을 넘는 경우에도 의약품 연구 및 개발에 사용된 비용이 그 판매를 통해 환수될 수 없는 경우(Cost recovery provision)에는 희귀의약품 지정이 가능하다.

희귀질환 치료제는 다른 치료제들에 비해 수익성이 부족하기 때문에 제약기업들의 개발 대상에서 제외되어 왔다. 희귀질환의 심각성과 치료제의 부재에도 불구하고 상대적으로 작은 환자군의 크기로 인해 제약기업의 입장에서는 개발 비용을 회수하기 어렵기 때문이다. 이런 이유로 외면되는 희귀의약품의 개발을 장려하기 위해 희귀의약품지정 프로그램을 통해 개발 및 시판될 경우 여러 가지 혜택[① 개발비 세액

공제, ② 허가심사 수수료 감면, ③ 세상에 없던 신약(First-in-class)의 경우 승인 후 7년간 독점권 인정 등]을 제공하고 있다.

희귀의약품 지정이 신속개발 및 심사제도의 자동적 지정을 보장하는 것은 아니지만, 희귀의약품의 특성상 신속심사 대상 조건에 부합하는 경우가 많기에 대부분 신속심사 프로그램을 통해 시판허가를 받고 있다. FDA가 2020년에 승인한 신약 53개 중 31개(58%),[69] 2021년에 승인한 신약 50개 중 26개(52%)[70]가 희귀의약품 지정을 통해 승인받았다. 희귀의약품 지정을 통한 신약 승인 비율이 높은 이유는 많은 제약기업들이 이 제도를 통해 제공되는 세제상의 혜택과 각종 규제 편의, 독점권 인정 등 정부 지원을 받기 위해 적응증을 좁게 설정하여 우선 판매 허가를 얻고, 이후 적응증 확대를 통해 수익을 확대하는 전략을 채택하고 있기 때문이다.

상당수의 제약기업들은 이러한 신속개발 및 심사제도를 이용해 임상개발 및 심사기간을 단축하고 앞당겨진 신약의 시판으로 많은 혜택을 받아 왔다. 하지만 유효성과 안전성이 충분히 검증되지 못한 약품의 판매로 인한 문제점도 상당하다.

가속허가를 통해 승인된 경우, 개발회사는 시판 후 확증적 임상시험을 통해 임상시험 과정에서 사용된 대리결과변수나 중간 결과변수와 실질적 임상효능 사이의 관련성을 입증해야 한다. 하지만 한 연구[71]에 따르면 2017년까지 25년간 FDA 가속허가 프로그램을 통해 허가된 93개의 항암제 연구를 분석한 결과, 확증적 임상시험을 통해 임상효능(생존율)을 보여준 경우가 20%(19개)에 불과하였다. 다른 20%(19개)는 가속허가 시와 동일한 대리결과변수를 사용했고, 21%(20개)는 가속허가 시와도 다른 대리결과변수를 사용해 추가 임상시험을 실시하였다. 93개의 항암제 중 5개의 가속허가가 취소되었고, 나머지 30개의 항암제는 확증적 임상시험을 진행 중이거나 아직 시작하지 않은 경우이다. 이와 같이 시판 후 확증시험을 담보로 승인되는 가속허가 프로그램으로 시판된 신약들이 실제로 확증시험을 수행하는 실적은 미흡하다.

또한 2005부터 2012년까지 FDA로부터 허가된 신약 188개 중 91개(45%)가 대리결과변수를 사용해 허가되었고, FDA 가속허가제도와 유사한 EU 조건부허가를 통해 허가된 항암신약 11개의 임상시험 시험대상자 중간값이 154명으로 정규허가 항암제 13개의 대상자 수의 중간값인 626명과 비교하여 매우 적었다.[72] 신속심사제도가 가지고 있는 장점에도 불구하고, 신약의 유효성과 안전성에 대한 충분한 과학적 근거를 확보하기 위해서는 규정에 따른 확증적 임상시험의 철저한 이행 및 투명한 정보의 공개가 필요하다 할 것이다.

이 책을 끝까지 꼼꼼하게 읽어준 독자들에게 진심으로 감사드린다.

중요하지만, 본문에서 다루지 못한 주제로 연구 윤리에 관해 짧게 이야기해 보고 싶다. 임상시험 과정에서 사이트 연구자에게 가장 도전이 되는 윤리적인 이슈 중의 하나는 시험대상자의 모집과 시험집단 배정의 문제일 것이다. 사이트 연구자는 시험대상자를 선정함에 있어 임상시험 성공에 대한 욕구로 인해 비윤리적 방법으로 시험대상자를 모집하거나 또는 환자와의 인간적 관계로 인해 선호하는 시험약을 처방받는 시험군에 자신의 환자를 배정하기를 의식적 혹은 무의식적으로 원하는 경우가 있을 수 있다. 또한 중증 환자에게 약효가 없는 위약을 처방하는 것이 윤리적으로 올바른 것인지에 대한 문제도 계속 논쟁의 중심에 있어 왔다.

캘리포니아의 한 의사는 항암 임상시험에 참여한 자신의 말기 암환자가 위약을 처방받는 대조군에 배정된 것을 알게 된 후 그 사실을 자신의 환자에게 확인해 준 경우가 있었다. 결국 그 환자는 해당 임상시험 참여를 철회하였다. 물론 시험대상자의 자진 철회는 표본수 감소와 결측치 발생을 야기해 정확한 시험약 효과의 평가를 어렵게 하고, 어쩌면 시험약의 성공으로 삶을 구할 수 있을 다른 암환자들에겐 부정적 결과를 야기할 수 있는 결정이 될 수 있다. 하지만 위약을 처방받으며 마지막 삶의 순간을 병상에서 보내야 하는 그 환자와 가족들에겐 그 의사의 행동이 무엇보다 고마운 치료 행위였을 수도 있을 것이다. 우리가 그 의사라면, 그 환자라면, 다른 암환자의 가족이라면 어떤 행동이 윤리적으로 타당한 것일까?

이런 윤리적 문제에 대한 깊은 고민들이 쌓여, 심각한 중증 환자를 대상으로 하는 임상시험에서는 위약을 처방받는 대조군의 사용을 최소화하고, 임상시험 중간 데이터 분석을 통해 시험약의 유효성이 입증될 경우 시험약을 가능한 조속히 대조군에 처방하는 임상시험 디자인이 보편화되고 있다.

또 다른 심각한 윤리적 이슈는 연구자의 직간접적 데이터 조작 문제이다. 2019년 미국 동부 명문인 듀크대학은 미국 국립보건연구원(National Institutes of Health, NIH) 등 수십 개의 미국 연방정부 연구 프로젝트에 대한 데이터 조작 사건으로 인해 1350억 원($112M)의 벌금을 부과받았다. 듀크대학은 개인 맞춤형 항암치료 연구에서 발생한 또 다른 데이터 조작사건(Dr. Anil Potti Case)이 명료하게 해결되지 않은 상황에서 심각한 연구 윤리 문제가 또다시 발생한 것이다. 유사한 데이터 조작 사건이 10년 전 하버드대학의 저명한 교수(Dr. Marc Hauser Case)의 연구과정에서도 발생했고, 최근 FDA는 고발을 취하하기는 했지만 한 제약회사의 신약허가신청(NDA) 제출 데이터가 조작되었음을 밝혀내었다.[73] FDA는 데이터 조작을 행한 특정 CRO를 통해 수행된 임상시험 결과는 더 이상 받아들이지 않을 것이라 공식적으로 경고하기도 하였다.[74]

역사적으로 아주 오랜 기간 동안 금전적 보상은 시험대상자를 모집하는 방법으로 사용되어 왔다. 하지만 시험대상자에 대한 과대한 금전적 보상은 인간의 생명권을 돈으로 사 임상시험을 수행한다는 윤리적 비판을 받게 되었고, 금전적 보상을 지양하는 방향으로 점차 개선되어 왔다. 또한 임상시험에서 여러 시험대상자 간에 시험의약품을 공유하거나 교환하는 경우가 보고되기도 하였다.[75]

윤리적인 연구자 또는 올바른 임상시험 참여자가 되기 위해서는 때로는 영광스러운 성공보다는 떳떳한 실패의 길로 가야할 경우도 있을 것이다. 실패를 두려워하지 않고 자신의 인생을 건 K-바이오 연구자들에게 박수를 보내고, 혹여 실패로 좌절하지 않도록 기회를 인정하는 건강한 사회가 되기를 소망한다.

이 책을 준비하는 과정에서 누구를 대상으로, 어떤 내용으로 채워나갈지 많이 허둥대며 헤매었다. 책이라는 작지만 소중한 결과물을 만들어 내기까지 저자들이 겪었을 어려움을 처음으로 느껴보며, 그 시간들 끝에 만나는 성취감에 잠시 안도하기도 하였다. 하지만 이젠 짝사랑한 사람에게 속마음을 들킨 부끄러운 순간처럼, 세상 사람들에게 읽혀질 순간이 사뭇 두렵기도 하다.

Medical University of South Carolina 전문의로 계신 권순호, 손미미 교수님께 감사를 드린다. 인생의 중요한 순간마다 응원해 주시고, 삶에서 가장 소중한 것을 찾을 수 있도록 기도하며 넘치는 사랑을 부어주신 두 분께 진심으로 감사드린다. 우리 인생의 가장 큰 행운 중의 하나는 두 분을 멘토로 만날 수 있었던 것이다.

임상시험이라는 새로운 영역에 용기 있게 뛰어든 첫 세대 의사로서 지금은 국내 리딩 CRO를 이끌고 있는 심유 유동진 대표님께도 감사를 드린다. 필자가 NIH 임상시험을 한국으로 가져왔을 때 그 운영을 선뜻 맡아 주셨고, 이후로 여러 한국 임상시험 프로젝트에 참여할 수 있는 기회를 가질 수 있도록 많은 도움을 받았다.

또한, 처음 기획 단계부터 일 년에 가까운 짧지 않은 시간 동안 여러 모습으로 응원해주고, 포기하고 싶을 때마다 함께 해준 한국에 계신 부모님과 가족 모두에게 사랑과 감사를 보낸다.

책을 쓴다는 핑계로 이리저리 머뭇거리던 시간들 때문에 실컷 놀아주지 못한 막내 형우에게, 커다란 마음만큼이나 큰 키로 훌쩍 자란 은수에게, 그리고 벌써 사랑스럽고 성숙한 대학생이 되어 자신의 길을 찾아가는 큰딸 희수에게, 우리 모두 정말 사랑한다고 말해 주고 싶다.

김재명, 임은실 드림

주석

1 Evaluate Pharma, World Preview 2022, Outlook to 2028

2 Andrew Lo, Estimation of Clinical Trial Success Rates and Related Parameters, Biostatistics 20 (2), 273-286. https://doi.org/10.1093/biostatistics/kxx069.

3 DiMasi JA, Grabowski HG, Hansen RW. Innovation in the pharmaceutical industry: New estimates of R&D costs. J Health Econ. 2016 May;47:20-33.

4 Unlucky 13: Top Clinical Trial Failures of 2018, https://www.genenews.com/a-lists/unlucky-13-top-clinical-trial-failures-of-2018

5 연합뉴스, 한미약품 첫 신약 '올리타' 개발 판매 전격 중단, https://www.yna.co.kr/view/AKR20180413018600017

6 Reuters, Dendreon files for bankruptcy as cancer vaccine disappoints, https://www.reuters.com/article/us-dendreon-bankruptcy/dendreon-files-for-bankruptcy-as-cancer-vaccine-disappoints-idUSKCN0IU0JA20141110?feedType=RSS&feedName=innovationNews

7 Reuters, AbbVie looks beyond Humira with $63 billion deal for Botox-maker Allergan
https://www.reuters.com/article/us-allergan-m-a-abbvie/abbvie-looks-beyond-humira-with-63-billion-deal-for-botox-maker-allergan-idUSKCN1TQ15X

8 Aage Tverdal, et al.. Coffee consumption and mortality from cardiovascular diseases and total mortality: Does the brewing method matter? Eur J Prev Cardiol. 2020 Apr 22;2047487320914443. doi: 10.1177/2047487320914443.

9 조경희 신영근 옮김, Daria Mochly-Rosen & Keven Grimes, Chapter 5 상업화와 창업가 정신, 스탠포드 대학의 신약개발 실전 가이드북, 충남대학교출판문화원

10 Lamberti MJ et al., A Study on the Application and Use of Artificial Intelligence to Support Drug Development. Clin Ther. 2019 Aug;41(8):1414-1426.

11 한겨레신문, 인공지능이 개발한 신약, 사상 첫 임상시험, http://www.hani.co.kr/arti/PRINT/926496.html

12 바이오스펙테이터, 브릿지바이오, 美아톰와이즈와 'AI 기반 펠리노저해제' 발굴, http://www.biospectator.com/view/news_view.php?varAtcId=9748

13 Design preclinical studies for reproducibility. Nat Biomed Eng 2, 789-790 (2018). https://doi.org/10.1038/s41551-018-0322-y

14 WHO, Solidarity clinical trial for COVID-19 treatments, https://www.who.int/emergencies/diseases/novel-coronavirus-2019/global-research-on-novel-coronavirus-2019-ncov/solidarity-clinical-trial-for-covid-19-treatments

15 National Public Radio, One-Third Of New Drugs Had Safety Problems After FDA Approval, https://www.npr.org/sections/health-shots/2017/05/09/527575055/one-third-of-new-drugs-had-safety-problems-after-fda-approval

16 Judy Stone, Chapter 6 Study Activities: Strategies and Tools, Conducting Clinical Research, 2nd Edition, Mountainside MD Press

17 Susanne Prokscha, Practical Guide to Clinical Data Management, 3rd Edition, CRC Press

18 Medical Dictionary for Regulatory Activities, https://www.meddra.org/

19 히트뉴스, 'CRO 관리' 중요성 일깨운 헬릭스미스, http://www.hitnews.co.kr/news/articleView.html?idxno=12269

20 US Code of Federal Regulations Title 21 PART 56 INSTITUTIONAL REVIEW BOARDS https://www.accessdata.fda.gov/scripts/cdrh/cfdocs/cfcfr/CFRSearch.cfm?CFRPart=56

21 US FDA, Using a Centralized IRB Review Process in Multicenter Clinical Trials, https://www.fda.gov/regulatory-information/search-fda-guidance-documents/using-centralized-irb-review-process-multicenter-clinical-trials

22 US Code of Federal Regulations Title 21 PART 314.126 Adequate and well-controlled studies
https://www.accessdata.fda.gov/scripts/cdrh/cfdocs/cfcfr/CFRSearch.cfm?fr=314.126

23 US FDA, E9 Statistical Principles for Clnical Trials, https://www.fda.gov/regulatory-information/search-fda-guidance-documents/e9-statistical-principles-clinical-trials

24 US FDA, Multiple Endpoints in Clinical Trials Guidance for Industry, https://www.fda.gov/media/102657/download

25 Rosenfeld PJ1, Feuer WJ., Lessons from Recent Phase III Trial Failures: Don't Design Phase III Trials Based on Retrospective Subgroup Analyses from Phase II Trials, Ophthalmology. 2018 Oct;125(10):1488-1491.

26 US Code of Federal Regulations Title 21 PART 11 ELECTRONIC RECORDS; ELECTRONIC SIGNATURES
https://www.accessdata.fda.gov/scripts/cdrh/cfdocs/cfcfr/CFRSearch.cfm?CFRPart=11

27 David B. Fogel, Factors associated with clinical trials that fail and opportunities for improving the likelihood of success: A review, Contemp Clin Trials Commun. 2018 Sep; 11: 156-164.

28 US FDA E6(R2) Good Clinical Practice: Integrated Addendum to ICH E6(R1) Guidance for Industry
https://www.fda.gov/files/drugs/published/E6%28R2%29-Good-Clinical-Practice--Integrated-Addendum-to-ICH-E6%28R1%29.pdf

29 US FDA Guidance for Industry Oversight of Clinical Investigations — A Risk-Based Approach to Monitoring
https://www.fda.gov/media/116754/download

30 US FDA A Risk-Based Approach to Monitoring of Clinical Investigations Questions and Answers Guidance for Industry
https://www.fda.gov/media/121479/download

31 US FDA, E6(R2) Good Clinical Practice: Integrated Addendum to ICH E6(R1)

32 Brosteanu O et., Risk-adapted monitoring is not inferior to extensive on-site monitoring: Results of the ADAMON cluster-randomised study. Clin Trials. 2017 Dec;14(6):584-596.

33 한겨레신문, 발암추정물질 검출된 잔탁 등 라니티딘 위장약 잠정 판매중지, 2019년 9월26일, http://www.hani.co.kr/arti/society/health/910991.html

34 Forbes, David Graham On The Vioxx Verdict, 2005년 8월19일, https://www.forbes.com/2005/08/19/merck-vioxx-graham_cx_mh_0819graham.html#1c7c513a5698

35 US FDA, Investigational New Drug (IND) Applicationhttps://www.fda.gov/drugs/types-applications/investigational-new-drug-ind-application

36 US FDA, FDA IND Review Team
https://www.fda.gov/patients/drug-development-process/step-3-clinical-research#FDA_IND_Review_Team

37 David Mantus, Douglas Pisano, Chapter 2, FDA Regulatory Affairs, CRC Press

38 US FDA, IND Application Reporting: Safety Reports
https://www.fda.gov/drugs/investigational-new-drug-ind-application/ind-application-reporting-safety-reports

39 US FDA, The Comprehensive Table of Contents Headings and Hierarchy https://www.fda.gov/media/76444/download
40 US FDA, Step 4: FDA Drug Review, https://www.fda.gov/patients/drug-development-process/step-4-fda-drug-review.
41 US FDA, Formal Meetings Between the FDA and Sponsors or Applicants of PDUFA Products Guidance for Industry, https://www.fda.gov/media/109951/download
42 US FDA, Formal Dispute Resolution: Sponsor Appeals Above the Division Level Guidance for Industry and Review Staff, https://www.fda.gov/media/126910/download
43 US FDA, Special Protocol Assessment Guidance for Industry, https://www.fda.gov/media/97618/download
44 US Code of Federal Regulations Title 21 Part 312, Sec. 312.82 Early consultation. (a)
45 US Code of Federal Regulations Title 21 Part 312, Subpart E. https://www.accessdata.fda.gov/scripts/cdrh/cfdocs/cfcfr/CFRSearch.cfm?CFRPart=312&showFR=1&subpartNode=21:5.0.1.1.3.5
46 US Code of Federal Regulations Title 21 Part 314, Subpart H. https://www.accessdata.fda.gov/scripts/cdrh/cfdocs/cfcfr/CFRSearch.cfm?CFRPart=314&showFR=1&subpartNode=21:5.0.1.1.4.8
47 US Code of Federal Regulations Title 21 Part 312, Sec. 312.47 Meetings.
48 US FDA, Advisory Committee Guidance Documents, https://www.fda.gov/regulatory-information/search-fda-guidance-documents/advisory-committee-guidance-documents
49 US FDA, Special Protocol Assessment Guidance for Industry https://www.fda.gov/media/97618/download
50 US FDA, Fast Track, https://www.fda.gov/patients/fast-track-breakthrough-therapy-accelerated-approval-priority-review/fast-track
51 박실비아, 미국과 EU의 의약품 신속 개발 및 허가 프로그램의 동향과 쟁점, 의약품 신속 개발 및 허가제도 149 Vol. 61, No. 3, 2017
52 US FDA, CDER, Advancing Health Through Innovation New Drug Therapy Approvals 2020 https://www.fda.gov/media/144982/download
53 US FDA, CDER, Advancing Health Through Innovation New Drug Therapy Approvals 2021 https://www.fda.gov/media/155227/download

54 US FDA, Fast Track, https://www.fda.gov/patients/fast-track-breakthrough-therapy-accelerated-approval-priority-review/fast-track

55 조양래, 미국 FDA 신약신청 후 진행과정과 신약승인의 초석 패스트트랙(Fast Track), MediGate News, http://www.medigatenews.com/news/1656345504?category=column

56 US FDA, CDER, Advancing Health Through Innovation New Drug Therapy Approvals 2020
https://www.fda.gov/media/144982/download

57 US FDA, CDER, Advancing Health Through Innovation New Drug Therapy Approvals 2021
https://www.fda.gov/media/155227/download

58 US FDA, Breaktrhough Therapy, https://www.fda.gov/patients/fast-track-breakthrough-therapy-accelerated-approval-priority-review/breakthrough-therapy

59 US FDA, CDER, Advancing Health Through Innovation New Drug Therapy Approvals 2020
https://www.fda.gov/media/144982/download

60 US FDA, CDER, Advancing Health Through Innovation New Drug Therapy Approvals 2021
https://www.fda.gov/media/155227/download

61 US FDA, Accelerated Approval, https://www.fda.gov/patients/fast-track-breakthrough-therapy-accelerated-approval-priority-review/accelerated-approval

62 US FDA, CDER, Advancing Health Through Innovation New Drug Therapy Approvals 2020
https://www.fda.gov/media/144982/download

63 US FDA, CDER, Advancing Health Through Innovation New Drug Therapy Approvals 2021
https://www.fda.gov/media/155227/download

64 US FDA, Priority Review, https://www.fda.gov/patients/fast-track-breakthrough-therapy-accelerated-approval-priority-review/priority-review

65 US FDA, CDER, Advancing Health Through Innovation New Drug Therapy Approvals 2020
https://www.fda.gov/media/144982/download

66 US FDA, CDER, Advancing Health Through Innovation New Drug Therapy Approvals 2021
https://www.fda.gov/media/155227/download

67 US FDA, Developing Products for Rare Diseases & Conditions, https://www.fda.gov/industry/developing-products-rare-diseases-conditions

68 곽수진, & 정순규, 국내외 희귀의약품(Orphan Drug) 시장 및 연구개발 현황 분석. 보건산업브리프, Vol283, 2019, https://www.khiss.go.kr/board/view?menuId=MENU00305&linkId=175410

69 US FDA, CDER, Advancing Health Through Innovation New Drug Therapy Approvals 2020
https://www.fda.gov/media/144982/download

70 US FDA, CDER, Advancing Health Through Innovation New Drug Therapy Approvals 2021
https://www.fda.gov/media/155227/download

71 B. Gyawali et al, Assessment of the Clinical Benefit of Cancer Drugs Receiving Accelerated Approval, JAMA Intern Med. 2019;179(7):906-913. doi:10.1001/jamainternmed.2019.0462

72 히트뉴스, 신속허가 대상 엄격히 제한...'조건부' 사실 알려야, http://www.hitnews.co.kr/news/articleView.html?idxno=8958

73 Fierce Pharma, FDA lets Novartis off the hook in Zolgensma data manipulation, https://www.fiercepharma.com/pharma/fda-lets-novartis-off-hook-zolgensma-data-manipulation

74 US FDA, Notification to Pharmaceutical Companies: Clinical and Bioanalytical Studies Conducted by Semler Research Are Unacceptable,
https://www.fda.gov/drugs/drug-safety-and-availability/notification-pharmaceutical-companies-clinical-and-bioanalytical-studies-conducted-semler-research

75 Moodley J et., Sharing of Investigational Drug Among Participants in the Voice Trial, AIDS Behav. 2016 Nov;20(11):2715-2716. doi: 10.1007/s10461-016-1431-9.